Regina Ahrens

LOW BATTERY, PLEASE CHARGE

AF834078

REGINA AHRENS

LOW BATTERY, PLEASE CHARGE

Wie deine **Hormone** dein **Energielevel** beeinflussen – und du wieder deine volle **Power** erreichst

herbig

Bildnachweis
Mit 2 Illustrationen von iStock: Seite 21/Pikovit 44 und Seite 23/Pikovit44
Mit 4 Illustrationen von Leah-Sophie Delphard: Seite 24, 37, 105
(unter Verwendung einer Illustration von iStock/VectorMine), 131
Mit 1 Illustration der Autorin: Seite 30
Autorenfoto: Diego Bernich

Impressum
Umschlaggestaltung von Claudia Eder, Konzept & Gestaltung, *www.claudiaeder.eu*,
unter Verwendung einer Illustration von Flaticon.
Alle Angaben in diesem Buch erfolgen nach bestem Wissen und Gewissen. Sorgfalt bei der Umsetzung ist indes dennoch geboten. Die Informationen in diesem Buch dürfen in keinem Fall als ein Ersatz für die ärztliche Beratung angesehen werden. Jegliche Haftung der Autorin bzw. des Verlags und seiner Beauftragten für Gesundheits- sowie Personenschäden bzw. den Nichteintritt des Erfolgs ist ausgeschlossen. Sollte diese Publikation Links auf Webseiten Dritter enthalten, so übernimmt der Verlag für deren Inhalte keine Haftung, da wir uns diese nicht zu eigen machen, sondern lediglich auf deren Stand zum Zeitpunkt der Erstveröffentlichung verweisen.

Unser gesamtes Programm finden Sie unter **kosmos.de/herbig**

Gedruckt auf chlorfrei gebleichtem Papier

© 2026, Herbig in der Franckh-Kosmos Verlags-GmbH & Co. KG,
Pfizerstraße 5–7, 70184 Stuttgart
kosmos.de/servicecenter
Alle Rechte vorbehalten
Wir behalten uns auch die Nutzung von uns veröffentlichter Werke für
Text und Data Mining im Sinne von §44b UrhG ausdrücklich vor.
ISBN 978-3-96859-097-4
Projektleitung: Nicole Janke
Redaktion und Lektorat: Ulrike Burgi, Köln , *www.lektorat-burgi.de*
Gestaltungskonzept: VerlagsService Dietmar Schmitz GmbH,
Heimstetten
Gestaltung und Satz: DOPPELPUNKT, Stuttgart
Produktion: Vanessa Frömmig
Druck und Bindung: Friedrich Pustet GmbH & Co. KG, Regensburg
Printed in Germany/Imprimé en Allemagne

FSC
www.fsc.org
MIX
Papier | Fördert gute Waldnutzung
FSC® C014889

Inhalt

Für meine Familie.
Für alle Frauen auf dieser Welt.
Ihr seid einzigartig. Und doch seid ihr eins.

Dieses Buch hat dich gefunden.
Lies es aufmerksam.
Es hat das Potenzial, dein Leben zu verändern.

Mein Weg

2020 war es vorbei. Auf dem Höhepunkt meines beruflichen Erfolgs ging plötzlich nichts mehr. Totale Erschöpfung gepaart mit dem Gefühl, dass mein Alltag mich jeden einzelnen Tag überrollte wie eine Dampflok.

Heute, ein paar Jahre später, weiß ich genau, wie das passieren konnte. Damals hatte ich keinen blassen Schimmer. Mein Leben schien mir normal – sogar perfekt – zu sein: zwei Kinder, toller Job, Mann, Haus, schöne Urlaube. Ich ahnte damals nicht, was sich in meinem Körper seit Jahren zusammengebraut hatte.

Aber lass uns ein paar Jahre zurückspulen: In meinen 20er und 30er Jahren war ich vielen Mythen und gesellschaftlichen Konventionen hinterhergejagt. Ich hatte fest daran geglaubt, nur erfolgreich und glücklich sein zu können, wenn ich wie eine Besessene arbeitete. Ich hatte mir geschworen: Meine Schwangerschaften, meine Kinder, mein Privatleben sollten mich nicht davon abhalten, meine beruflichen Ziele zu erreichen. Taten sie auch nicht. Aber meine beruflichen Ziele, mein ständiges Streben nach Mehr, das Gefühl, nie genug geleistet und getan zu haben, gaben meinem Hormonsystem – und damit meinem gesamten Körper – schließlich den Rest. Ich landete im Burnout.

Heute bin ich Anfang 40 und fitter, leistungsstärker, gesünder und vor allem glücklicher als jemals zuvor in meinem Leben. Ich habe es geschafft, meine Hormone zurück ins Gleichgewicht zu bringen und meine Erschöpfungssymptome loszuwerden.

Und ich sage dir: Du kannst das auch!

Alles, was du dafür brauchst: Ein bisschen Wissen darüber, wie dein Hormonsystem tickt, was es mit deiner Dauermüdigkeit zu tun hat und was du selbst tun kannst, um deine Symptome in Schach zu halten oder sogar ganz loszuwerden. Und natürlich solltest du bereit sein, das, was ich dir hier erzähle, auch umzusetzen und austesten zu wollen.

Denn eines muss dir klar sein: Nur vom Lesen wird sich *nichts* an deiner Situation ändern. Du wirst weiterhin andauernd müde, gestresst, gereizt und genervt durch dein Leben wabern, wenn du dieses Buch zwar liest, aber dein Leben so weiterlebst, wie du es bisher gelebt hast. Denn wenn du – wie ich früher – unter einem hormonellen Ungleichgewicht leidest, dann ist die Wahrscheinlichkeit groß, dass deine Ernährung und dein Lebensstil eine der Ursachen dafür sind. Und genau dort setze ich an.

Bist du ready für deine ganz persönliche Anti-Burnout-Formel? Dann lass uns starten!

Check dich selbst: Wie fit bist du?

Bevor wir starten, muss ich dir noch etwas sagen: Ich bin keine Ärztin (obwohl ich einen Doktortitel habe), sondern zertifizierte Ernährungsberaterin und systemische Beraterin und Sozialtherapeutin. Alle Informationen und Anregungen, die du in diesem Buch findest, sind als allgemeine Information anzusehen und ersetzen niemals eine individuelle Beratung oder Behandlung durch einen Arzt oder eine Ärztin. Dieser Test dient nur dazu, dir eine grobe Orientierung zu geben und dir dabei zu helfen, deine eigene Situation besser einschätzen zu können. Denn auch wenn deine Laborwerte vielleicht »im Normbereich« sind, kann es gut sein, dass du dennoch Anzeichen eines hormonellen Ungleichgewichts hast (und ja, in diesem Fall solltest du aktiv werden – wie genau, verrate ich dir in den kommenden Kapiteln). Nutze den Test aber bitte nicht dazu, um eine Selbstdiagnose zu stellen oder dieses Buch als Ersatz für eine medizinische oder therapeutische Behandlung zu nehmen!

Nachdem das geklärt ist, wird es Zeit für ein paar Fragen, oder? Wie du in diesem Buch lernen wirst, hängen deine Hormone ganz entscheidend mit deinem Energielevel zusammen. Wenn du dich also ständig und ohne erkennbaren Grund müde und erschöpft fühlst, kann ein hormonelles Ungleichgewicht die Ursache dafür sein. Ein solches hormonelles Ungleichgewicht kann bei Frauen in unterschiedlichen Bereichen verortet sein: im Bereich der Stresshormone, im Bereich Sexualhormone oder im

Bereich der Schilddrüsenhormone (oder in allen dreien). Das ist der Grund, weshalb ich dir im Folgenden Fragen zu jedem dieser drei Bereiche stelle.
Kreuze an, welche Aussagen aktuell auf dich zutreffen oder innerhalb der letzten sechs Monate auf dich zugetroffen haben. Pro angekreuzter Aussage erhältst du einen Punkt.
Dein individuelles Testergebnis kannst du auf Seite 10 ablesen.

Teil A)

- Ich habe ständig das Gefühl, von einer Aufgabe zur nächsten zu hetzen und nie so richtig zur Ruhe zu kommen.
- Ich kann mich schlecht an Dinge erinnern und bin häufig unkonzentriert, vor allem wenn ich Stress habe.
- Ich kann schlecht einschlafen und/oder durchschlafen.
- Ich brauche Koffein, um den Tag zu überstehen.
- Ich habe häufig Lust auf Süßigkeiten.

Teil B)

- Ich habe einen leichten Schlaf.
- Ich leide unter einem prämenstruellen Syndrom (PMS).
- Ich habe oder hatte einen (zeitweise) unerfüllten Kinderwunsch.
- Ich nehme schnell zu – vor allem am Po und an den Hüften.
- In der Zeit vor meiner Menstruation geht es mir häufig schlecht.

Teil C)

- Ich habe Probleme, Gewicht zu verlieren oder mein Gewicht zu halten.
- Ich habe Haarausfall und/oder trockene Haut.
- Ich fühle mich häufig lethargisch und es fällt mir schwer, Dinge positiv zu sehen.
- Ich bin vor allem morgens oft sehr müde.
- Ich habe häufig kalte Hände oder Füße.

Deine Punkte für Teil A: ___________

Deine Punkte für Teil B: ___________

Deine Punkte für Teil C: ___________

Gesamt: ___________

Dein Ergebnis

0–5 Punkte: Das sieht gut aus! Es ist sehr wahrscheinlich, dass du aktuell nicht unter einem hormonellen Ungleichgewicht leidest und dein Energielevel sich im normalen Bereich befindet. Natürlich darfst du dieses Buch trotzdem lesen, um zu verhindern, dass sich daran etwas ändert. Mein Tipp: Mache den Test in drei Monaten noch mal und schau, wo du dann stehst.

6–10: Du bewegst dich auf dünnem Eis und schlitterst gerade in ein Energieloch rein (oder hängst schon mittendrin). Nimm dich und die Signale deines Körpers ernst. Es bringt nichts, so weiterzumachen wie bisher (in der Hoffnung, dass die Energie von allein zurückkommt). Nimm dein Energielevel am besten ab heute selbst in die Hand. In diesem Buch zeige ich dir, wie das geht.

11–15: Alarmstufe rot – dein Energielevel scheint im Keller zu sein (und das wahrscheinlich nicht erst seit gestern). Und nein, es ist nicht normal, dass es dir so geht! Überlege, wann du zuletzt richtig viel Energie hattest (was war damals anders)? Wie fühlte sich das an? Bist du bereit, zu diesem Gefühl zurückzukehren? Dann ist dieses Buch genau das Richtige für dich!

Meine Anti-Burnout-Formel

Wie du ja inzwischen weißt, war bei mir auch schon länger Alarmstufe rot angesagt, bevor ich endlich beschloss, meinen Körper mit seinen Signalen ernst zu nehmen und etwas zu ändern. Ich begann, immer tiefer in die Materie der Hormone einzutauchen und eine Formel zu entwickeln, die ich dir hier vorstellen möchte. Sie lautet:

Female Food + Female Destress = mehr Energie

Was hinter dieser simplen Formel steckt? Die Erkenntnis, dass ein dysreguliertes Hormonsystem eine der Ursachen für deine Dauermüdigkeit sein kann. Und dass du deine Ernährung und dein Nervensystem nutzen kannst, um deine Hormone zurück ins Gleichgewicht zu bringen und so wieder mehr Energie zu haben. Und zwar in der Regel, ohne Medikamente zu schlucken oder stundenlang zu meditieren. Mit einfachen Maßnahmen, die du gut in deinen Alltag einbauen kannst. Diese Maßnahmen funktionieren noch besser, wenn du sie an deine natürlichen hormonellen Rhythmen anpasst und unter anderem mit deinem Zyklus arbeitest (daher der Zusatz »female«). Welches diese hormonellen Rhythmen sind, wie sie funktionieren und warum sie meiner Ansicht nach die Basis für ein konstant hohes Energielevel bilden, kommt in den folgenden Kapiteln – und keine Angst, du musst nicht Medizin oder Biologie studiert haben, um das zu verstehen. Zur Vertiefung gebe ich dir im letzten Teil des Buches konkrete Hinweise dazu, wie du die Anti-Burnout-Formel in deinen Alltag integrieren kannst.

Aber vorab: Die Dinge, die du in diesem Buch liest, sind vor allem relevant für dich, wenn du – egal, ob beruflich oder privat – viel Verantwortung trägst. Vielleicht hast du Kinder, führst einen Haushalt, bist ehrenamtlich tätig und/oder hast einen verantwortungsvollen Job. Der Zeitplan der meisten Frauen ist vollgepackt mit To-dos, Verantwortung und Dingen, die sie auf keinen Fall vergessen dürfen. Sei dir bewusst: Je mehr Energie du hast, desto leichter UND schöner wird dein Leben sein.

Wie das geht, werde ich dir in den kommenden Kapiteln zeigen. Meine Mission ist, weibliches Burnout zu beenden, indem ich mein Wissen und meine Erfahrung weitergebe. Weil ich weiß, wie groß das Potenzial ist, das freigesetzt wird, wenn Frauen nicht mehr ständig müde sind, sich selbst nicht ständig infrage stellen und nicht unter den Herausforderungen des Alltags und der Gesellschaft zusammenzubrechen drohen. Die Welt wäre so viel besser, wenn mehr Frauen die Kraft hätten, ihre Ideen zu verwirklichen und ihre Träume zu leben.

Aber letztlich ist es vollkommen egal, was momentan für dich im Vordergrund steht: Dein Weg ist so individuell wie dein Fingerabdruck. Aber ein Mehr an Energie wird es dir auf jeden Fall leichter machen, deinen (Lebens-)Weg so zu gestalten, wie du es möchtest. Deshalb lass uns jetzt eintauchen in eine Welt, in der die Hormone im Gleichgewicht und Energie im Überfluss vorhanden sind.

Lies dich fit – Was du über Hormone wissen solltest

Es ist einfach unfassbar, wie wenig wir alle über eine der wichtigsten Steuereinheiten unseres Körpers wissen – über unsere Hormone. In der Schule lernen wir nur, dass Hormone dafür verantwortlich sind, dass wir Frauen in die Pubertät kommen, schwanger werden können und wie wir es schaffen, Letzteres möglichst zu vermeiden. So war es zumindest bei mir im Biologieunterricht, und viele meiner Kundinnen berichten mir dasselbe. Dass Hormone fast *alle* Abläufe in unserem Körper steuern – vor allem aber, dass wir unsere Hormone mit unserer Ernährung, unseren Gedanken und unserem Verhalten im Alltag beeinflussen können, ist den wenigsten Menschen bewusst.

Und, ehrlich gesagt, auch ich hatte bis zu meinem Burnout vor einigen Jahren keine Ahnung davon, dass ein hormonelles Ungleichgewicht die Ursache für meine bleierne Erschöpfung war – geschweige denn, wie ich dieses hormonelle Ungleichgewicht ohne Medikamente wieder loswerden konnte. Bis zu dem Punkt, an dem plötzlich gar nichts mehr ging, hatte ich einfach geglaubt, es sei normal, als junge, erwerbstätige Mutter ständig müde zu sein. Und leider bin ich nicht die Einzige mit diesem Glauben.

»Wieso bin ich bloß immer so müde?«

Bis eine Frau sich diese Frage ernsthaft stellt, vergehen meist viele Jahre. Genauso war es bei Julia, die mich aufsuchte, als ich mich gerade als Ernährungs- und Hormonberaterin selbstständig gemacht hatte.

Julia

Julia kam zu mir, weil sie auf eine Insolvenz zusteuerte. Vor der Geburt ihrer Kinder hatte sie sich als Architektin selbstständig gemacht. Aber in den letzten Jahren war sie nicht mehr so leistungsstark wie früher. Und das lag nicht daran, dass ihre Kinder sie nicht schlafen ließen oder der Alltag mit ihnen so anstrengend gewesen wäre. Tatsächlich waren ihre Kinder zwei Goldengel, die schon im Alter von ein paar Wochen durchschliefen und Julia hatte einen fürsorglichen Partner und ein großes Netzwerk, das sie bei der Betreuung der Kinder regelmäßig entlastete. Julia bemerkte, dass sie sich bei der Arbeit nicht mehr konzentrieren konnte, ständig Dinge vergaß, schon bei der kleinsten Kleinigkeit aus der Haut fuhr und bereits morgens um 10 Uhr so fertig war, als läge ein kompletter Arbeitstag hinter ihr – und das, obwohl sie gerade aus dem Urlaub kam, neun Stunden am Stück geschlafen und kurz vorher erst zwei Tassen Kaffee getrunken hatte. Morgens kam sie kaum aus dem Bett und abends schlief sie schon vor Beginn der Tagesschau auf dem Sofa ein. Sie schleppte sich durch ihr Leben – bis der Blick auf ihren Kontostand sie dazu brachte, etwas zu verändern.

Gemeinsam identifizierten wir bei Julia ein Ungleichgewicht in mehreren Bereichen ihres Hormonsystems. Sie fing an, zuerst ihre Ernährung und schließlich ihre Gedanken und ihr Verhalten so anzupassen, dass diese ihre Hormone unterstützten, anstatt sie zu torpedieren. In den Wochen nach unserem ersten Gespräch stieg ihr Energielevel kontinuierlich an, ihr Leben wurde wieder leichter, und sie fühlte sich nach und nach wieder so leistungsstark wie in der Zeit vor der Geburt ihrer Kinder.

Schauen wir uns diesen Fall mal genauer an: Nicht immer ist der (finanzielle) Druck, der durch die Dauermüdigkeit entsteht, so groß wie bei Julia. Viele Frauen und insbesondere Mütter halten es für normal, ständig müde zu sein und nicht ohne Kaffee und Zucker durch den Tag zu kommen. Und genau das ist häufig auch der Grund, weshalb viele Frauen nicht bereit sind, etwas an der eigenen Situation zu ändern. Das Problem hat zwei Seiten: Erstens haben viele Frauen nicht genug Wissen über ihr Hormonsystem und darüber, wie ihre einzelnen Symptome miteinander zusammenhängen und welcher Zustand eigentlich »normal« ist. Zweitens haben viele immer noch die Erwartung, dass ihr Arzt oder ihre Ärztin jegliche hormonell bedingten Symptome mit einem Medikament beseitigen kann.

Dabei ist häufig das Gegenteil der Fall. Werden Medikamente oder hormonelle Verhütungsmittel verschrieben, um von der Norm abweichende Hormonwerte wieder »ins Lot« zu bringen, mag das zwar die Laborwerte verändern, aber es löst nicht unbedingt die Ursache des hormonellen Unleichgewichts. Genau das ist übrigens auch der Grund, weshalb so viele Frauen davon berichten, dass sie nach dem Absetzen der Pille Symptome wie Akne, Regelschmerzen u. ä. haben (häufig hatten sie die Pille ursprünglich sogar wegen dieser Symptome verschrieben bekommen und der Verhütungsaspekt war nur ein netter »Nebeneffekt«).

Dazu musst du wissen, dass ich eine absolute Verfechterin der Schulmedizin bin. Viele meiner Freundinnen, Verwandten und Kolleginnen arbeiten im Gesundheitssektor und ich weiß aus eigener Erfahrung, dass die Schulmedizin Leben retten kann. Es ist deshalb auch absolut sinnvoll, dass du mit Symptomen wie dauernder Erschöpfung, Akne, starken Regelschmerzen, ständiger Müdigkeit, Konzentrationsschwierigkeiten, Gewichtsproblemen etc. zum Arzt gehst, um ernsthafte Erkrankungen auszuschließen. Das ist insbesondere dann wichtig, wenn Symptome neu auftreten oder sich spontan verschlimmern. Und natürlich brauchst du Medikamente und/oder Nahrungsergänzungsmittel, wenn deine körperlichen und/oder psychischen Symptome dies erfordern (und das von deiner Ärztin oder von deinem Arzt festgestellt wurde). Wichtig ist auch, dass du weißt, dass Erschöpfungssymptome als Begleiterscheinungen von Erkrankungen oder als Nebenwirkungen von Medikamenten auftreten können. Darum ist es wichtig, medizinisch abzuklären, ob z. B. genetisch bedingte Stoffwechselstörungen, Autoimmunerkrankungen oder postvirale Symptome der Grund für deine andauernde Müdigkeit sind. Die Wahrheit ist aber auch, dass viele Frauen, die aus schulmedizinischer Sicht als »gut eingestellt«, »körperlich gesund« oder »austherapiert« gelten, weiterhin unter Symptomen leiden (d. h., die Laborwerte sind gut, aber die Symptome gehen einfach nicht weg).

Die klassische Medizin löst also nicht alle unsere Probleme. Das kann sie auch gar nicht, denn viele dieser Probleme entstehen daraus, wie wir uns ernähren, wie wir denken und wie wir uns verhalten und nicht daraus, dass uns ein bestimmter Nährstoff fehlt oder wir unbedingt ein bestimmtes Medikament nehmen sollten.

Check dich selbst: Was weißt du über deine Dauermüdigkeit?

Wenn du dauernd müde bist, obwohl du genug geschlafen hast, kannst du dir die folgenden Fragen stellen. Schnapp dir Zettel und Stift oder öffne die Notiz-App in deinem Handy und nimm dir ausreichend Zeit, um die Fragen ehrlich zu beantworten.

- ☐ Wann war ich zuletzt über einen längeren Zeitraum richtig fit?

  ____

  ____

- ☐ Was war zu dem Zeitpunkt in meinem Leben anders?

  ____

  ____

- ☐ Gibt es ein Ereignis (z. B. Schwangerschaft, Geburt, Tod eines geliebten Menschen) oder eine Lebensphase (z. B. Ausbildung/Studium), das/die den Beginn meiner Dauermüdigkeit markiert?

  ____

  ____

- [ ] Was habe ich bereits versucht, um wieder mehr Energie zu haben? Was davon hat (nicht) funktioniert?

____

____

- [ ] Was möchte ich tun, wenn meine Energie zurück ist? Welchen Traum würde ich mir zuerst erfüllen?

____

____

Wenn du diese Fragen beantwortet hast, fällt dir vermutlich auf, dass Dauermüdigkeit nur selten allein kommt. Meist hat sie noch einen Freund oder eine Freundin dabei, zum Beispiel Konzentrationsschwäche, Gewichtsprobleme, Gereiztheit, Zyklusprobleme oder – auch sehr beliebt – eine Schilddrüsenunterfunktion. Warum das so ist, darüber geben uns unsere Hormone Auskunft.

Hormonwissen für Anfänger

Wir kennen aktuell rund 100 verschiedene Hormone, die unsere Körperfunktionen auf unterschiedliche Art und Weise steuern. Sie sind unter anderem zuständig für die Regulierung von Appetit, Salz- und Wasserhaushalt, Blutzucker, Immunsystem, Stimmung, Zyklus, Stoffwechsel, Herz- und Lungenfunktion, Blutdruck, Wachstum, Knochenbildung, Libido. Organe wie die Schilddrüse, die Bauchspeicheldrüse, die Geschlechtsorgane (Eierstöcke bzw. Hoden) und die Nebennieren, aber auch unser Darm und unser Fettgewebe bilden Hormone. Gesteuert wird die Hormonproduktion unter anderem von Strukturen in unserem Gehirn, z. B. vom Hypothalamus und von der Hypophyse (Hirnanhangsdrüse).

Die bekanntesten Hormone sind wahrscheinlich das in der Bauchspeicheldrüse gebildete Insulin, das Stresshormon Cortisol, die Sexualhormone Östrogene, Progesteron, das »Kuschelhormon« Oxytocin und das »Schlafhormon« Melatonin.

Die wichtigsten Hormone

Insulin: Der Blutzucker-Manager

- Wird in der Bauchspeicheldrüse produziert
- Transportiert Zucker aus dem Blut in die Zellen, wo er als Energie genutzt wird
- Beeinflusst den Fettstoffwechsel und kann bei Überproduktion zu Gewichtszunahme beitragen

Cortisol: Der Stress-Manager

- Wird in den Nebennieren produziert
- Mobilisiert Zuckerreserven für »Kampf oder Flucht«-Situationen
- Unterstützt den Aufbau von Energiereserven und reguliert den Stoffwechsel
- Folgt einem natürlichen Tagesrhythmus: morgens hoch, abends niedrig

Östrogene: Die Aufbau-Hormone

- Gruppe von Hormonen, sie werden hauptsächlich in den Eierstöcken produziert
- Verantwortlich für den Aufbau der Gebärmutterschleimhaut und die weiblichen Geschlechtsmerkmale
- Haben positive Effekte auf Knochen, Haut, Gehirn und Herz-Kreislauf-System

Progesteron: Das Wohlfühl-Hormon

- Wird hauptsächlich nach dem Eisprung vom Gelbkörper produziert und bereitet die Gebärmutter auf eine mögliche Schwangerschaft vor
- Wirkt beruhigend auf das Nervensystem und fördert einen guten Schlaf
- Hat entzündungshemmende und angstlösende Eigenschaften

Oxytocin: Das Bindungs-Hormon

- Wird im Hypothalamus (im Gehirn) produziert und über die Hypophyse (Hirnanhangdrüse) ausgeschüttet
- Steigt bei positiven sozialen Interaktionen, Berührung und Intimität
- Reduziert Stresshormone und fördert Entspannung

Melatonin: Der Schlaf-Manager

- Wird hauptsächlich in der Zirbeldrüse im Gehirn produziert und steuert den Schlaf-Wach-Rhythmus
- Produktion wird durch Dunkelheit angeregt und durch Licht (besonders blaues Licht) gehemmt
- Wirkt als starkes Antioxidans und unterstützt das Immunsystem

Doch ich kann dich beruhigen: Du brauchst weder die Namen noch die Funktionen oder die chemische Struktur aller Hormone zu kennen, um deine Hormone zurück ins Gleichgewicht zu bringen. Meine Erfahrung ist, dass es ausreicht, sich auf zwei Faktoren zu konzentrieren, um zu verstehen, wie ein Ungleichgewicht im weiblichen Hormonsystem entstehen und Symptome wie Erschöpfung und Dauermüdigkeit auslösen kann.

Deine inneren Uhren

In deinem Körper ticken im übertragenen Sinne zwei hormonelle Uhren, die unmittelbaren Einfluss auf dein Energielevel haben: der sogenannte *zirkadiane* Rhythmus (»zirka« steht für »ungefähr« und »dia« für »Tag«) und der sogenannte *infradiane* Rhythmus (»infra« steht für »über etwas hinausgehend«). Damit gemeint sind dein Tag-Nacht-Rhythmus, der maßgeblich von den beiden Hormonen Cortisol und Melatonin gesteuert wird, und dein Monats-Rhythmus (also dein Zyklus), der unter anderem von den Östrogenen und vom Progesteron beeinflusst wird. Diese beiden inneren Uhren lassen auf natürliche Art und Weise dein Energielevel schwanken: nachts schläfst du, tagsüber bist du wach. Und auch im Zyklusverlauf gibt es wahrscheinlich Phasen, in denen du dich fitter fühlst, und andere Phasen, in denen deine Energie eher nach innen gerichtet ist und du dir mehr Ruhe wünschst. Diese Veränderungen im Verlauf eines Tages oder eines Monats sind normal. Wenn allerdings eine dieser beiden inneren Uhren aus dem Takt gerät, kann dies Auswirkungen auf viele andere Körperfunktionen haben und dein Wohlbefinden sehr stark beeinflussen.

Marlene

Die 35-jährige Marlene arbeitete angestellt als Grafikdesignerin und versuchte seit einigen Jahren, sich eine nebenberufliche Selbstständigkeit als Brand Designerin aufzubauen. Ihre anhaltenden Schlafstörungen führten sie zu mir. Ihr Problem: Morgens quälte sie sich aus dem Bett, machte sich einen Obst-Smoothie, brachte ihre Kinder in die Kita und fuhr dann zu der Agentur, bei der sie vormittags als angestellte Designerin arbeitete. Mittags kam sie nach Hause und hatte noch ca. zwei Stunden Zeit, bevor sie ihre Kinder aus der Kita abholte. Diese Zeit nutzte sie für ihre Selbstständigkeit. Zumindest in der Theorie. In der Realität aß sie Brot, eine schnelle Portion Nudeln oder eine Fertigpizza zu Mittag und versackte dann mit ihrem Handy oder einer Netflix-Serie auf dem Sofa. »Suppenkoma ohne Ende«, beschrieb sie die Situation. Anschließend schleppte sie sich erschöpft durch den Nachmittag und ertappte sich immer wieder bei dem Gedanken, jetzt eigentlich am Schreibtisch sitzen zu müssen, anstatt mit ihren Kindern zu spielen. Gegen 21 Uhr – wenn die Kinder schliefen – holte sie ihren Laptop raus und fing an, neuen Content zu erstellen und an ihrer Website zu arbeiten. Gegen Mitternacht zwang sie sich, den Laptop zuzuklappen und ins Bett zu gehen. Meist lag sie jedoch noch mindestens zwei Stunden wach, bevor sie endlich einschlafen konnte.

Wir integrierten mehr Proteine in Marlenes Frühstück und Mittagessen, was ihr einen fast unmittelbaren Energieschub versetzte. Immer häufiger konnte sie zumindest einen Teil der Zeit zwischen Job und Familienzeit nutzen, um an ihrer Selbstständigkeit zu arbeiten. Mit Achtsamkeitsfokussierung gelang es ihr zudem, die Zeit mit ihren Kindern bewusster wahrzunehmen, was ihre Zufriedenheit massiv erhöhte. Abends achtete Marlene darauf, nach 20 Uhr ihre Blaulicht-Exposition zu reduzieren. Dies half ihr, besser zur Ruhe zu kommen und früher einzuschlafen.

Da viele Hormone sich in ihrer Funktion gegenseitig ergänzen oder verstärken, ist nicht immer ganz klar nachzuvollziehen, worin die eigentliche Ursache eines hormonellen Ungleichgewichts liegt. Im Fall von Marlene spielte allerdings der zirkadiane Rhythmus eine wichtige Rolle. Durch ihre Ernährungsroutinen und Verhaltensweisen war die Produktion von Cortisol und Melatonin aus dem Gleichgewicht geraten, was dazu führte, dass sie morgens und auch nach dem Mittagessen zu müde war, um konzentriert arbeiten zu können. Abends war sie hingegen aufgekratzt und kam schlecht zur Ruhe.

Genau dieses Phänomen habe ich bei unzähligen Frauen beobachtet. Wenn du dich in Marlenes Geschichte wiedererkennst, darfst du dich schon auf die Kapitel »Iss dich fit« ab S. 43, und »Denk dich fit« ab S. 97, freuen. Dort zeige ich dir nämlich, was du tun kannst, um deinen zirkadianen Rhythmus zurück ins Gleichgewicht zu bringen. Ist das zirkadiane Gleichgewicht vorhanden, ist die Konzentration von Cortisol in den Morgenstunden erhöht und nimmt im Laufe des Tages ab (Cortisol macht uns wach und hilft uns dabei, uns zu konzentrieren). Gegen Abend wird dann verstärkt Melatonin ausgeschüttet. Die Folge: Wir werden müde und können gut einschlafen. Im Verlauf der Nacht nimmt die Melatonin-Produktion dann ab.

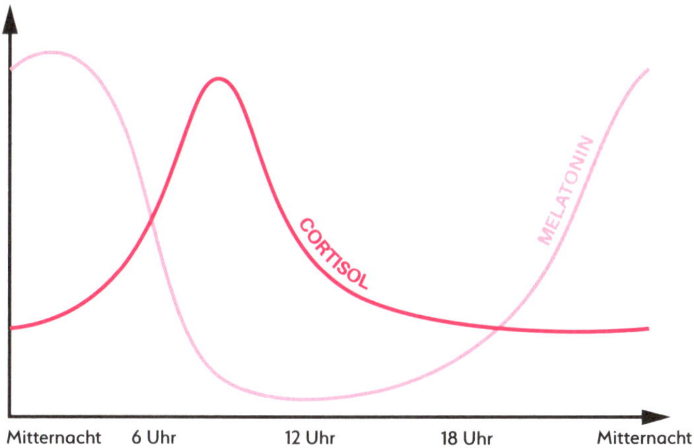

So sieht es aus, wenn Cortisol und Melatonin im Gleichgewicht sind.

Da dein zirkadianer Rhythmus unmittelbare Auswirkungen auf deine zweite innere Uhr – den infradianen Rhythmus – hat, ist es enorm wichtig, dieses Gleichgewicht zwischen Cortisol und Melatonin wiederherzustellen. Gerät dein Tag-Nacht-Rhythmus aus dem Gleichgewicht, hat dies also früher oder später auch Folgen für andere Abläufe in deinem Körper.

Dein infradianer Rhythmus ist etwas komplexer als dein zirkadianer Rhythmus, zumindest insofern, als dass er nicht von zwei, sondern von vier Hormonen dominiert wird. Die Rede ist von deinem Zyklus, der durchschnittlich 28 Tage dauert. Abweichungen nach oben und unten sind vollkommen normal, solange die Dauer nicht zu sehr schwankt und keine weiteren Symptome hinzukommen.

Wie war das noch mal mit dem Zyklus?

Schauen wir uns mal an, was du vermutlich in der 6. Klasse im Sexualkundeunterricht gelernt, aber möglicherweise seitdem eventuell vergessen hast:

Dein Zyklus besteht aus insgesamt vier Phasen: der Follikelphase (mehrere Follikel reifen heran), der Eisprungphase (ein Follikel springt und eine Eizelle wird freigesetzt), der Lutealphase (die Reste des Follikels werden in den Gelbkörper umgewandelt und die Gebärmutterschleimhaut baut sich weiter auf, um eine Einnistung der befruchteten Eizelle zu ermöglichen) und der Menstruationsphase (wird die Eizelle nicht befruchtet, stößt der Körper die Gebärmutterschleimhaut ab und es kommt zur Blutung). In der Schulmedizin gilt die Menstruationsphase als erste Zyklusphase, weil sie von den Patientinnen durch das Einsetzen der Blutung (fast) immer eindeutig bestimmt werden kann. Ich selbst habe die Erfahrung gemacht, dass es deutlich intuitiver ist, die Follikelphase als erste Zyklusphase zu bezeichnen. Letztlich ist es aber egal, wie du die vier Zyklusphasen durchnummerierst – schließlich handelt es sich um einen Zyklus, also um einen Kreislauf, der sich zwischen der Pubertät und der Menopause immer wieder wiederholt.

Auf dieser Abbildung siehst du den Verlauf des Zyklus und die dominierenden Hormone schematisch dargestellt:

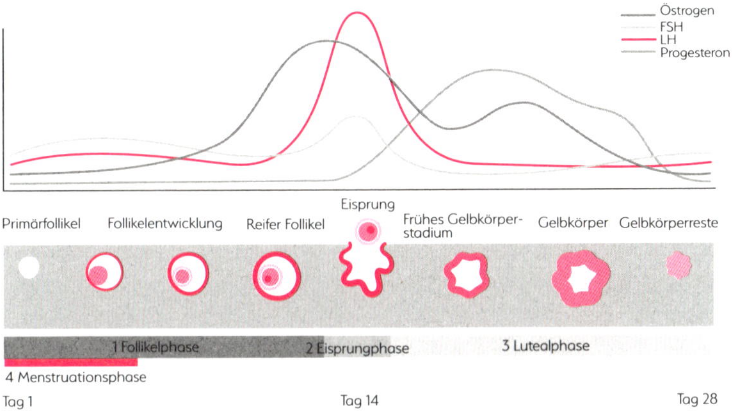

Die Abbildung zeigt es gut: Hormonelle Schwankungen im Verlauf des Zyklus sind normal. Die Hormone haben unterschiedliche Funktionen und wechseln sich sozusagen im Zyklusverlauf ab. Deine vier Zyklusphasen unterscheiden sich aber nicht nur hinsichtlich der dominierenden Hormone, sondern auch in ihrer Dauer. Während die Follikelphase durchschnittlich 7–10 Tage dauert, werden die ca. 3–4 Tage rund um den Eisprung als Eisprung- oder Ovulationsphase bezeichnet. Mit durchschnittlich etwa 10–14 Tagen ist die sich anschließende Lutealphase (auch Gelbkörperphase genannt) die längste Zyklusphase. Die Menstruationsphase dauert bei den meisten Frauen ca. 3–7 Tage.

Allgemein kann man sagen, dass ein hormonelles Gleichgewicht kein statisches Gleichgewicht ist, sondern ein Fließgleichwicht: Zu jedem einzelnen Zeitpunkt im Tages- bzw. Zyklusverlauf dominiert ein anderes Hormon und übernimmt sozusagen die Steuerung. Stelle dir dein Hormonsystem einfach als großes Schiff mit einem Kapitän und vielen Matrosen vor. Dein Gehirn (der Kapitän) steuert über deinen Hypothalamus und deine Hypophyse die Ausschüttung der anderen Hormone und ist der wichtigste Akteur auf dem Schiff. Deine Hormone sind wie Matrosen. Sie arbeiten

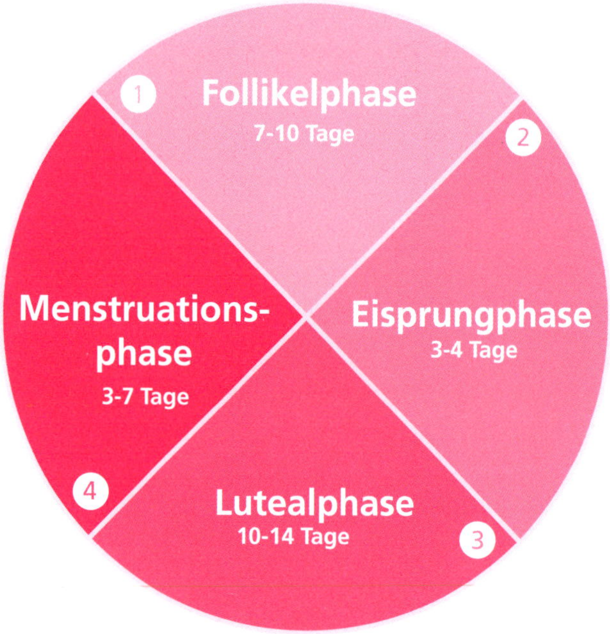

nicht Tag und Nacht in gleicher Intensität und haben auch nicht dieselben Aufgaben auf dem Schiff. Jeder Matrose ist auf einen bestimmten Bereich spezialisiert und jeder hat Arbeits- und Pausenzeiten. Und sie hören auf die Aufträge, die der Kapitän von der Brücke aus per Funk durchgibt. Nur so kann das Schiff sicher über das offene Meer navigieren.

Gerät dieses fein abgestimmte Fließgleichgewicht aus dem Ruder, können nicht nur Schlafstörungen und Erschöpfung, sondern auch Stoffwechselprobleme, Übergewicht, ein unregelmäßiger Zyklus, PMS oder starke Periodenschmerzen die Folge sein. Wie diese – auf den ersten Blick so unterschiedlichen – Symptome miteinander zusammenhängen, gucken wir uns mal gleich an.

Beachte: Wenn du hormonell verhütest, hast du keinen Zyklus. Die Pille beispielsweise unterdrückt den Eisprung und verhindert, dass sich die Gebärmutterschleimhaut aufbaut. Die Blutung, die in der Einnahmepause der Pille einsetzt, ist insofern eine Abbruchblutung und *keine* Menstruation. Wenn ich hier und im Folgenden also zum Beispiel von den vier Phasen deines Zyklus spreche, trifft dies auf dich nur zu, sofern du dich im reproduktionsfähigen Alter befindest und nicht hormonell verhütest. Auch ohne Zyklus kannst du allerdings die Grundzüge meiner Anti-Burnout-Formel anwenden – im Verlauf des Buches zeige ich dir immer wieder, wie das gelingen kann. Aber lass uns zunächst einmal schauen, wie du mit einem der häufigsten Symptome bei einem infradianen Ungleichgewicht, nämlich starken Periodenschmerzen, umgehen kannst.

Exkurs: Periodenschmerzen: Was ist normal und was nicht?

Von Carina Bormann, Osteopathin, Heilpraktikerin und Physiotherapeutin (B.Sc.)

Leichte Unterleibsschmerzen während der Periode – ein Ziehen, Zwicken oder Druckgefühl – sind bei vielen Frauen normal und meist unbedenklich. Doch starke Schmerzen sollten nicht einfach hingenommen werden. Die Natur hat nicht vorgesehen, dass Frauen monatlich unter starken Beschwerden leiden. Leider erleben viele Betroffene, dass ihre Schmerzen nicht ernst genommen werden – selbst, wenn sie stark eingeschränkt sind. Doch es gibt klare Warnzeichen, bei denen eine medizinische Abklärung wichtig ist:

- Du kannst deinem Alltag während der Periode kaum nachgehen, musst dich krankschreiben lassen oder regelmäßig Termine absagen.
- Du hast zusätzlich mit starker Übelkeit, Erbrechen, Migräne, Kreislaufproblemen oder ähnlichen Symptomen zu kämpfen.
- Du brauchst regelmäßig oder mehrmals täglich Schmerzmittel, um den Tag zu überstehen.
- Schmerzmittel helfen kaum oder gar nicht.

Trifft einer oder treffen mehrere dieser Punkte zu, solltest du die Ursachen deiner Beschwerden untersuchen lassen. Möglich sind z. B. Endometriose, Myome, ein hormonelles Ungleichgewicht, Infektionen oder anatomische Besonderheiten, wie zum Beispiel eine nach hinten gekippte Gebärmutter (Retroflexio). Auch eine eingeschränkte Beweglichkeit der Beckenorgane kann Schmerzen verursachen.

Hilfreich: Führe ein Schmerztagebuch.
Ein einfaches Schmerztagebuch kann helfen, Zusammenhänge zu erkennen. Notiere dir z. B.:

- Wann genau treten die Schmerzen im Zyklus auf (vor, während, nach der Periode)?
- Strahlen sie aus – z. B. in Rücken, Leiste, Bauch oder ISG (Kreuz-Darmbein-Gelenk)?
- Gibt es begleitende Beschwerden wie Blähungen, Durchfall, Rückenschmerzen?
- Seit wann hast du diese Symptome?

Was kann Osteopathie bei Periodenschmerzen bewirken?
Osteopathie ist eine ganzheitliche manuelle Therapieform. Sie betrachtet den Körper als Einheit, bei der alles miteinander verbunden ist: Bewegungsapparat, Organe, Nervensystem. Die drei Bereiche der Osteopathie sind das parietale System (Knochen, Muskeln, Sehnen, Gelenke), das viszerale System (die inneren Organe) und das cranio-sakrale System (Nervensystem, Schädelknochen, Gehirn, Wirbelsäule, Kreuzbein). All diese Systeme stehen über Faszien, Bänder und Nerven in ständiger Wechselwirkung. Jedes Organ – auch die Gebärmutter – braucht eine gewisse Beweglichkeit, um richtig zu funktionieren. Während der Menstruation zieht sich die Gebärmutter rhythmisch zusammen. Wenn sie in ihrer Bewegung eingeschränkt ist, kann dies zu Schmerzen führen.

Zum Beispiel:

- Eine Gebärmutter, die in ihrer Position verschoben ist (z. B. nach hinten gekippt), kann Druck auf umliegende Strukturen ausüben.
- Blockaden im unteren Rücken oder im Kreuzbeinbereich können über Faszienketten Schmerzen verursachen oder die Nervenversorgung stören und somit übermäßig starke Impulse an die Gebärmutter übermitteln, wodurch Schmerzen entstehen.
- Ein verspannter Beckenboden kann den Blutabfluss behindern – was die Kontraktionen der Gebärmutter verstärkt und zu Krämpfen führt.

Ein Osteopath oder eine Osteopathin schaut deshalb nicht nur auf das Symptom (z. B. Bauchschmerzen), sondern auch auf mögliche Ursachen im Bewegungsapparat, den Organverbindungen und der nervlichen Versorgung. Dabei kann z. B. durch sanfte Techniken die Beweglichkeit von Gebärmutter, Darm oder Blase verbessert werden, was wiederum Periodenschmerzen reduzieren kann. Auch das Gleichgewicht im Nervensystem wird berücksichtigt: Ist z. B. der sogenannte Sympathikus – der Teil des Nervensystems, der aktivierend wirkt – überreizt, bekommt die Gebärmutter zu viele aktivierende Impulse, was wiederum zu übermäßigen Kontraktionen und Schmerzen führen kann.

Wie läuft eine osteopathische Behandlung ab?
Nach einem ausführlichen Gespräch und einer körperlichen Untersuchung wird gezielt behandelt, beispielsweise über eine Mobilisation der Beckenorgane, eine Lösung von Blockaden in Becken, Wirbelsäule oder Kreuzbein, eine Entspannung des Beckenbodens oder eine Regulierung des vegetativen Nervensystems. Ziel ist es, die Ursache-Folge-Kette zu durchbrechen – also z. B. eine Blockade zu lösen, die die Spannung auf die Gebärmutter erhöht, um so die Schmerzen zu reduzieren.

Entscheidend: Dein Hormondreieck

Von Anfang an gehört es zu den schönsten Momenten meiner Arbeit als Ernährungs- und Hormon-Expertin, wenn Frauen auf einmal verstehen, wie ihre Symptome miteinander zusammenhängen. Oftmals beschreiben sie es mir als »ein Puzzle, das sich endlich zusammenfügt«. Viele von ihnen waren schon sehr lange auf der Suche nach dem einen Medikament, dem einen Nahrungsergänzungsmittel oder dem einen Lifestyle-Hack, der ihre Symptome in Schach hält oder sogar ganz verschwinden lässt. Viele von ihnen hatten die bittere Erfahrung gemacht, dass, auch wenn sie eine Sache gefunden hatten, die ihnen kurzfristig Erleichterung verschaffte, die Symptome früher oder später entweder zurückkehrten, sich deutlich verschlimmerten oder andere, neue Symptome auftraten. Viele von ihnen waren frustriert, weil sie intuitiv wussten, dass alles mit allem zusammenhängt – sich diese Zusammenhänge für sie aber nicht konkret fassen und in Maßnahmen, die sie selbst ergreifen konnten, übersetzen ließen.

Auch für mich selbst war es ein großes Aha-Erlebnis, als ich verstanden habe, wie die wichtigsten hormonproduzierenden Organe im weiblichen Hormonsystem zusammenhängen und welche Auswirkungen sie auf meine Symptome haben. Es hat mich viele Hundert Stunden Zeit und Nerven gekostet, mich mit diesen Dingen auch auf wissenschaftlicher Ebene auseinanderzusetzen, die Theorie in die Praxis umzusetzen und deren Tauglichkeit an mir selbst zu überprüfen.

Die gute Nachricht ist: Ich habe die meiste Arbeit schon für dich gemacht. Deswegen kannst du dich jetzt zurücklehnen und dir ganz entspannt durchlesen, was die Quintessenz dessen ist, was ich herausgefunden habe.

Wichtig: Ich vereinfache hier bewusst die komplexen Zusammenhänge in unserem Körper. Nicht, weil ich denke, dass du sie sonst nicht verstehen könntest. Sondern weil ich der Überzeugung bin, dass wir uns in unserem Leben schon viel zu häufig mit Kleinigkeiten aufhalten, die letztendlich keine nennenswerten Auswirkungen auf das Erreichen unserer Ziele haben.

Vielleicht kennst du das Pareto-Optimum oder die 80/20-Regel, ich bin ein großer Fan davon. Die Regel besagt, dass wir mit 20 % Aufwand 80 % unseres Ziels erreichen können. Um die verbleibenden 20 % bis zum vollständigen Erreichen des Ziels auch noch zu erreichen, bräuchten wir noch mal 80 % des Aufwands. Kurz gesagt: Es steht in keinem besonders guten Verhältnis, *alles* über das (weibliche) Hormonsystem verstehen zu wollen, um ein bestimmtes Ziel (in unserem Fall: mehr Energie) zu erreichen. Konzentriere dich lieber darauf, die Quintessenz (also die 20 %) zu verstehen und stecke den Rest deiner Energie ins Umsetzen und Ausprobieren.

Und hier kommen die 20 %, die du kennen solltest:

Dein Energielevel wird vor allem durch diese drei hormonbildenden Organe beeinflusst: deine Schilddrüse, deine Nebennieren und deine Eierstöcke. Die drei beeinflussen sich in ihren Funktionen gegenseitig und bilden damit ein sogenanntes Hormondreieck.

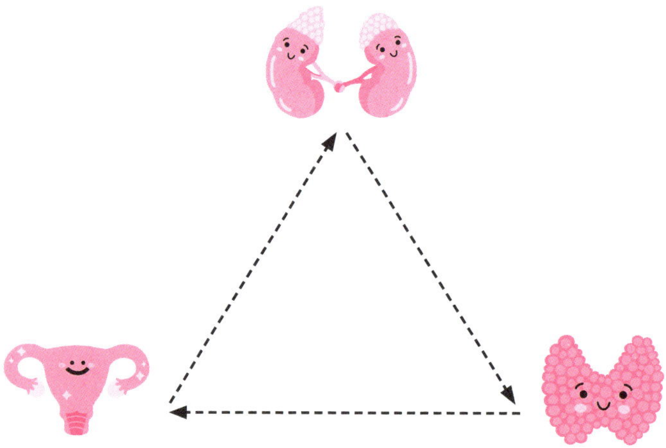

Während die Schilddrüse (ein kleines schmetterlingsförmiges Organ in deinem Hals, das maßgeblich deinen Stoffwechsel steuert) und die Eierstöcke (sie sitzen im unteren Bauchraum und sind v.a. zuständig für deinen Zyklus) den meisten Menschen bekannt sind, fristen die Nebennieren ein weitgehend unbekanntes Dasein. Völlig zu Unrecht, wie ich finde! Schließlich sind sie der Ort, in dem vor allem deine Stresshormone gebildet werden.

Die Nebennieren – deine Stress-Management-Zentrale

Die Nebennieren sind kleine, dreieckige Drüsen, die jeweils auf einer Niere sitzen und trotz ihrer geringen Größe (sie sind etwa so groß wie eine Walnuss) eine zentrale Rolle für unsere Gesundheit spielen. Sie bestehen aus zwei Bereichen: der äußeren Nebennierenrinde und dem inneren Nebennierenmark. Gemeinsam produzieren sie eine Reihe lebenswichtiger Hormone, die entscheidend für unser Wohlbefinden sind. Dazu gehören Cortisol und Adrenalin. Cortisol ist das Hauptstresshormon, das den Stoffwechsel, das Immunsystem und den Energiehaushalt reguliert. Adrenalin bereitet den Körper in akuten Situationen auf die »Kampf-oder-Flucht«-Reaktion vor.

Im Alltag folgen die Nebennieren einem natürlichen Rhythmus: Morgens ist der Cortisolspiegel am höchsten, um uns wach und aktiv zu machen. Er sinkt im Laufe des Tages ab, sodass wir abends zur Ruhe kommen können. Gleichzeitig reagieren die Nebennieren blitzschnell auf jede Form von Stress – egal, ob es sich um eine reale Gefahr handelt oder um beruflichen Druck oder belastende Gedanken. Die Nebennieren sind eng in die Blutzuckerregulation eingebunden und stehen in ständigem Austausch mit dem Gehirn über die sogenannte HPA-Achse (Hypothalamus-Hypophysen-Nebennierenrinden-Achse).

Werden die Nebennieren über längere Zeit überlastet, kann sich das in verschiedenen Warnsignalen äußern: chronische Müdigkeit, besonders am Morgen, ein plötzlicher Energieschub am Abend (wenn du eigentlich müde sein solltest), starkes Verlangen nach salzigen oder süßen Lebensmitteln, eine geringere Stresstoleranz sowie eine im Vergleich zu früher abnehmende Belastbarkeit. Diese Anzeichen können ein Hinweis darauf sein, dass die »Stress-Management-Zentrale« deines Körpers Unterstützung braucht.

Eines der Stresshormone, das in den Nebennieren gebildet wird – das Cortisol – hast du bereits kennengelernt. Seine Funktionen im Körper sind extrem vielfältig. Es beeinflusst zum Beispiel den Blutzuckerspiegel, den Blutdruck, die Funktion der Muskeln und des Immunsystems. Cortisol ist das Hormon, das es uns in stressigen Situationen ermöglicht, schnell zu reagieren. Wenn du durch den Wald spazierst, plötzlich das Knacken eines großen Astes hörst und aus dem Augenwinkel siehst, wie er auf dich herunterfällt, dann sorgt Cortisol dafür, dass eingespeicherte Zuckerreserven freigegeben werden und du dich mit einem schnellen Sprung zur Seite vor dem ansonsten sicheren Schädelbasisbruch retten kannst. Cortisol ist überlebenswichtig und wird von unserem Körper prioritär, also vor anderen Hormonen gebildet. Ich nenne es daher auch liebevoll unser »Alpha-Hormon«.

Aber so wichtig Cortisol auch für uns ist – es ist wie mit allen anderen Dingen im Leben auch. Zu viel davon schadet auf Dauer. Wenn wir permanent unter Stress stehen, angespannt sind und nie so richtig zur Ruhe kommen, wabert ständig zu viel Cortisol durch unseren Körper. Kurzfristig empfinden wird das sogar als angenehm. Wir können uns gut konzentrieren, sind hellwach, fühlen uns vielleicht sogar ein bisschen high. Übrigens: Wenn du zum Team »kein Frühstück« gehörst, ist Cortisol der Grund, warum du dich am Morgen so leicht fühlst, und das, obwohl du möglicherweise genau aufgrund dieser Gewohnheit direkt in ein hormonelles Ungleichgewicht schlitterst – aber dazu mehr im Kapitel »Iss dich fit« ab S. 43.

Cortisol ist ein sogenanntes Steroidhormon, das aus Cholesterin gebildet wird. Was du wissen solltest: Auf dem Weg zur Umwandlung von Cholesterin in Cortisol entsteht zuerst das Hormon Pregnenolon. Dieses Pregnenolon ist sozusagen der Vorläufer aller Steroidhormone, also auch von Östrogenen und Progesteron. Sie werden in mehreren Zwischenschritten aus ihm gebildet. Gesteuert wird dieser Prozess durch den Hypothalamus und die Hypophyse (also vom Kapitän deines großen Hormon-Schiffs). Die Produktion des Stresshormons Cortisol hängt also unmittelbar mit der Produktion der Hormone zusammen, die deinen Zyklus steuern (Östrogene und Progesteron).

Und genau das ist der Grund, weshalb Ungleichgewichte im Bereich der Stresshormone (z. B. Schwierigkeiten, morgens aus dem Bett zu kommen und abends einzuschlafen) so oft einhergehen mit Zyklusproblemen (z. B. starke Regelschmerzen, unregelmäßiger Zyklus, unerfüllter Kinderwunsch, PMS und Co.) und/oder Stoffwechselproblemen (z. B. Gewichtszunahme, ständiges Frieren, schlechte Verdauung).

Manchmal entstehen dabei Situationen, die auf den ersten Blick sehr widersprüchlich wirken. So zeigen sich zum Beispiel manchmal einerseits Unregelmäßigkeiten, die auf zu *viel* Cortisol zurückzuführen sind, andererseits auch Symptome, die auf zu *wenig* Cortisol hinweisen. Die Ursache ist meist, dass über einen längeren Zeitraum, ausgelöst z. B. durch ein traumatisierendes Erlebnis, chronischen Stress oder einen instabilen Blutzucker (mehr dazu im nächsten Kapitel), zu viel Cortisol im Körper produziert wurde. Kurzfristig richtet dies keine großen Schäden im Hormonsystem an. Langfristig kann es allerdings dazu führen, dass sich der gesamte Cortisolrhythmus verschiebt und gerade in den Morgenstunden deutlich zu wenig Cortisol vorhanden ist (am Abend allerdings zu viel). Schau dir gern noch mal deine Ergebnisse aus dem Test auf den Seiten 8–10 an: Je häufiger du in Teil A mit Ja geantwortet hast, desto höher ist die Wahrscheinlichkeit, dass deine Cortisolwerte von der Norm abweichen.

Gerade Symptome, die auf deutlich zu niedrige Cortisolwerte hinweisen, solltest du allerdings umfassend ärztlich abklären lassen, weil auch schwerwiegende Erkrankungen dahinterstecken könnten.

Exkurs: Lebensbedrohlicher Cortisolmangel

Der Vollständigkeit halber möchte ich hier zwei Erkrankungen nennen, die einen akuten, unter Umständen sogar lebensbedrohlichen Cortisolmangel hervorrufen können. Ich möchte dich damit nicht verunsichern – beide Erkrankungen kommen extrem selten vor und die Wahrscheinlichkeit ist hoch, dass du nicht unter ihnen leidest. Dennoch solltest du von ihnen gehört haben, wenn du unter den Symptomen eines deutlich zu niedrigen Cortisolspiegels leidest.

- Morbus Addison (Primäre Nebenniereninsuffizienz)
  Bei dieser Autoimmunerkrankung wird die Nebennierenrinde (also der Ort, an dem Cortisol gebildet wird) zerstört. Ursachen können schwerwiegende Infektionen (z. B. HIV oder Tuberkulose), Tumore oder Blutungen in den Nebennieren oder eine angeborene Nebennierenhypoplasie (eine seltene genetische Nebennierenerkrankung) sein. Morbus Addison tritt Analysen zufolge bei ca. 10–14 Fällen pro 100 000 Einwohner auf.
- Hypophysen-Insuffizienz
  Durch Störungen der Hypophyse (Hirnanhangsdrüse) kann u. a. die Produktion von ACTH (Adrenocorticotropes Hormon) gestört werden. ACTH ist das Hormon, das die Nebennieren dazu veranlasst, Cortisol zu produzieren. Ursachen können (gutartige) Tumore im Bereich der Hypophyse sein, aber auch Entzündungen, Schädel-Hirn-Traumata oder Bestrahlungen in diesem Bereich. Etwa 45 von 100 000 Menschen leiden an einer Hypophysen-Insuffizienz.

In den allermeisten Fällen sind Verschiebungen im Bereich der Cortisolproduktion (entweder zu viel Cortisol oder zu wenig oder beides gleichzeitig) auf Ernährungs- und Lebensstilfaktoren zurückzuführen und nicht auf schwerwiegende organische Erkrankungen. Ähnliches gilt für die Produktion unseres Wohlfühlhormons Progesteron. Kurzfristig lösen diese Verschiebungen keine dramatischen Symptome aus – eher diese bleierne Müdigkeit, die du vielleicht kennst –, aber langfristig können sie unser gesamtes Hormonsystem aus dem Gleichgewicht bringen und dazu führen, dass wir uns ständig völlig neben der Spur fühlen und schon morgens um 10 Uhr das Gefühl haben, wir hätten den kompletten Tag bereits hinter uns.

Doch glücklicherweise kannst du selbst einiges tun, um die Hormone aus diesem Hormondreieck zurück ins Gleichgewicht zu bringen und dadurch wieder mehr Energie zu haben. Wie das geht, zeige ich dir jetzt.

Wie du deine Hormone beeinflussen kannst

Eines ist klar: Es gibt Fälle, in denen es unmöglich ist, die Hormone in Eigenregie und ohne Medikamente und ärztliche Begleitung wieder ins Lot zu bringen. Wenn du unter einer schwerwiegenden Erkrankung wie z. B. Morbus Addison leidest, wäre es fahrlässig zu denken, dass diese Erkrankung und die damit verbundenen Symptome verschwinden, wenn du hier und da ein paar Kleinigkeiten in deinem Lebensstil oder an deiner Ernährung veränderst. Aber auch in bestimmten Lebensphasen wie Schwangerschaft oder (Peri-)Menopause rate ich dir davon ab, ausschließlich in Eigenregie tätig zu werden. Dies sind Phasen natürlicher hormoneller Veränderungen, in denen eine Anpassung der Ernährung und des Lebensstils zwar unterstützend sehr hilfreich sein kann, die aber auf jeden Fall auch ärztlich begleitet werden sollten.

Im Prinzip kannst du dir die Einflussmöglichkeiten auf dein Hormonsystem und damit auf dein Energielevel wie eine Pyramide vorstellen. Ganz unten – sozusagen als Basis – stehen Anpassungen im Bereich von Lebensstil und Ernährung. Diese kannst du selbst vornehmen, in diesem Buch erfährst du wie. Die zweite Ebene bildet die Behandlung mit pflanzlichen Substanzen wie z. B. Kräutern, aber auch nicht-medikamentöse Behandlungen wie Osteopathie, Akupunktur etc. Auch da kannst du selbst aktiv werden. Auf der dritten Ebene (der Spitze der Pyramide) befindet sich die (ärztlich begleitete) Hormonersatztherapie. Sie ist nötig und wichtig in Fällen, in denen Hormone entweder aufgrund von organischen Störungen oder altersbedingt nicht mehr vom Körper eigenständig gebildet werden können und der Mangel dieser Hormone bestimmte Symptome auslöst.

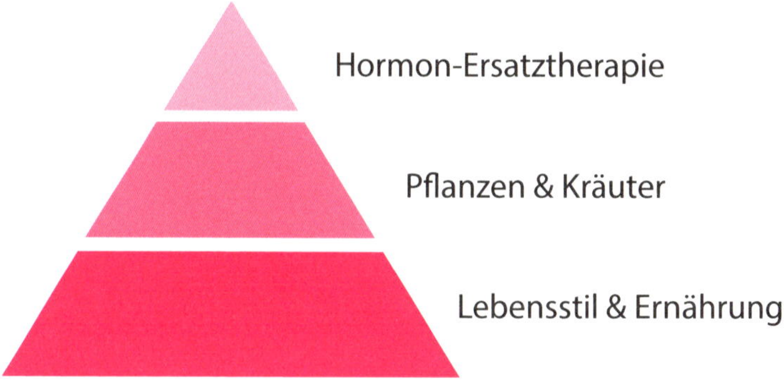

Die Empfehlungen, die ich dir in diesem und in den folgenden Kapiteln geben werde, beziehen sich auf die Basis deiner Hormonpyramide: auf Veränderungen bei der Ernährung und bei deinem Lebensstil.

Die Erkenntnis, die dahintersteckt, ist die, dass gerade unsere westliche Ernährungsweise (meist extrem kohlenhydratlastig, mikronährstoffarm, zusatzstoffreich) und unser Lebensstil (hektisch, reizüberflutend, grenzüberschreitend) zuerst unsere Stresshormone aus dem Gleichgewicht bringen und dann – als Dominoeffekt – auch die anderen Hormone aus unserem Hormondreieck. In der Arbeit mit meinen Kundinnen habe ich hundertfach erlebt, wie relativ kleine Veränderungen in diesen beiden Bereichen (Ernährung und Lebensstil) zu unfassbar großen Energieschüben führen können, die auch langfristig anhalten (denke an die 80/20-Regel!).

Alte Gewohnheiten verabschieden

Wichtig ist, dass wir – gerade im Bereich der Ernährung – einiges über Bord werfen müssen, was wir über eine »gesunde Ernährung« zu wissen scheinen. Es ist nämlich so: Ein Großteil der medizinischen, psychologischen und ernährungsbezogenen wissenschaftlichen Studien berücksichtigt nicht die Wechselwirkungen der Organe in unserem Hormondreieck. Der Grund: In vielen Studien sind Frauen im gebärfähigen Alter, die nicht hormonell verhüten, entweder gar nicht oder in zu geringer Anzahl vertreten, als dass man aus den Ergebnissen seriöse Rückschlüsse auf diese Gruppe ziehen könnte. Das heißt im Klartext: Viele Empfehlungen aus dem Gesundheits- und Ernährungsbereich basieren zwar auf wissenschaftlichen Studien. Da diese Studien aber häufig ohne Menschen mit Zyklus durchgeführt werden, sind die Ergebnisse (auch wenn sie wissenschaftlich fundiert sind!) nicht eins zu eins auf Menschen mit Zyklus übertragbar.

Das hat nachvollziehbare Gründe. Erstens haben die weiblichen Sexualhormone, v.a. das Progesteron, Auswirkungen auf unseren Stoffwechsel (mehr dazu im Kapitel »Iss dich fit« ab S. 43). Eine Ernährungsstudie, die Menschen mit Zyklus einbezieht, müsste also die einzelnen Zyklusphasen in den Blick nehmen – was das Studiendesign ziemlich komplex macht. Ein weiterer Grund ist ethischer Natur: Nehmen Menschen mit Zyklus an wissenschaftlichen Studien teil, kann nicht zu 100 % ausgeschlossen werden, dass sie während der Studiendauer schwanger werden. Um eine mögliche Gefährdung des Fötus auszuschließen, werden Menschen mit Zyklus also häufig gar nicht für Studien zugelassen, in denen beispielsweise unterschiedliche Ernährungsformen, Nahrungsergänzungsmittel oder gar Medikamente gegeneinander getestet werden.

Was aus wissenschaftlicher und ethischer Sicht vollkommen nachvollziehbar ist, bereitet uns im Alltag allerdings Probleme: Wir haben zwar wissenschaftlich fundierte Empfehlungen, aber sie funktionieren bei einem Teil der Bevölkerung nur mit Einschränkung oder gar nicht. Leider wird dies meist nicht transparent gemacht. Die Konsequenz: Viele Frauen sind frustriert, weil sie denken, alles richtig zu machen, indem sie den Empfehlungen aus diesen Studien folgen – nur um dann doch keine (langfristigen) Erfolge zu erzielen.

Um dir ein Beispiel zu nennen: Einige Frauen möchten von den in Studien beschriebenen positiven Effekten des Intervallfastens profitieren. Viele von ihnen machen dies hauptsächlich aus dem Grund, weil sie abnehmen möchten. Anfangs fühlen sie sich meist gut mit dieser Ernährungsform und verlieren auch Gewicht. Nach ein paar Wochen oder Monaten stellt sich allerdings ein gegenteiliger Effekt ein: Sie nehmen wieder zu, sind ständig müde oder bekommen einen unregelmäßigen Zyklus.

Eine »gesunde« Ernährung ist also nicht unbedingt eine Ernährung, mit der wir unser weibliches Hormonsystem stärken und so langfristig Symptomen wie Dauermüdigkeit, Stoffwechselstörungen und Zyklusproblemen vorbeugen oder entgegenwirken können. Das Gleiche gilt übrigens für den Lebensstil und vor allem für die Frage, wie du mit Stress umgehst und dein Nervensystem regulierst. Auch hier gibt es Unterschiede (dazu mehr im Kapitel »Denk dich fit« ab S. 97).

Der wichtigste Grundsatz einer hormonsensiblen (und damit energiespendenden oder -erhaltenden) Ernährungs- und Lebensweise ist ein stabiler Blutzucker. Diesen können wir auf zwei Wegen erreichen: über unsere Ernährung und über die Regulation unseres Nervensystems. Beide Wege sollten wir nutzen und jeweils an die Bedürfnisse des weiblichen Hormonsystems anpassen.

Du fragst dich sicher, ob die Empfehlungen aus diesem Buch auch für Menschen ohne Zyklus, also zum Beispiel für Männer, Kinder, Frauen in der Menopause oder Frauen, die hormonell verhüten, gelten?

Ja und nein. Von einzelnen Empfehlungen (z. B. den Blutzucker zu stabilisieren) können alle Bevölkerungsgruppen – unabhängig vom Status ihres Hormonsystems – profitieren. Andere Empfehlungen sind spezifisch auf die Gruppe der Menschen mit Zyklus konzipiert, was nicht unbedingt bedeutet, dass sie anderen Bevölkerungsgruppen schaden würden – sie bieten nur keinen besonderen Zusatznutzen.

Bevor du startest

Veränderungen passieren nicht über Nacht. Ebenso, wie dein hormonelles Ungleichgewicht mit sehr großer Wahrscheinlichkeit nicht über Nacht gekommen ist, so wird es sich wohl kaum innerhalb von wenigen Tagen wieder verabschieden. Erwarte also keine Wunder, sondern überlege dir konkret, welche der Maßnahmen, die ich dir in den folgenden Kapiteln vorstelle, du über einen Zeitraum von mehreren Wochen konsequent in deinen Alltag integrieren möchtest.

Mein wichtigster Tipp: Nimm dir nicht zu viel vor. Lieber eine einzige Sache über drei bis vier Wochen konsequent umsetzen und beobachten, was passiert, als zehn Dinge auf einmal zu versuchen – nur um festzustellen, dass du dich maßlos überforderst (oder keinen Überblick mehr darüber hast, welche der zehn Maßnahmen nun etwas verändert hat und welche nicht).

Denke an die 80/20-Regel: Mit 20 % Aufwand erreichst du in der Regel schon 80 % deines Ziels (und wenn du dort angekommen bist, kannst du immer noch entscheiden, ob du weitere Energie in die Erreichung der restlichen 20 % stecken möchtest).

So gehst du am besten vor:

Schritt 1: Wähle *eine* Maßnahme, *einen* Impuls oder *eine* Idee aus, nachdem du die Kapitel »Iss dich fit« und »Denk dich fit« gelesen hast.

Schritt 2: Überlege dir, wie du sie gut in deinen Alltag integrieren kannst (Tipps dazu bekommst du im Kapitel »Vom Lesen ins Leben – so wird's Alltag«).

Schritt 3: Fange an, die Maßnahme mindestens zwei, besser drei Wochen lang umzusetzen und schreibe dir regelmäßig auf, wie es dir geht (superwichtig, damit Schritt 4 gut funktioniert!).

Schritt 4: Ziehe nach dieser Testphase Bilanz. Nutze dafür deine Notizen aus Schritt 3. Hat dir die Maßnahme gutgetan, bleibe am Ball (und mache ggf. sogar mehr davon). Hat sie dir nicht gutgetan, probierst du die nächste Maßnahme aus.

Wenn du regelmäßig Medikamente nimmst oder an einer (chronischen) Erkrankung leidest, solltest du die Maßnahmen, die du testen möchtest, unbedingt mit deiner behandelnden Ärztin oder deinem behandelnden Arzt bzw. mit deiner Therapeutin oder deinem Therapeuten abstimmen. Was dir auf deinem Weg helfen wird, ist aber nicht nur diese pragmatische Einstellung, sondern auch eine konkrete Vision. Frage dich:

- Was möchtest du tun, wenn du dein Ziel erreicht hast?

Schreibe dir deine Antwort auf diese Frage unbedingt auf – sie wird dir helfen, am Ball zu bleiben! Eine kraftvolle Übung, die dir dein Ziel klarer vor Augen führt, findest du im Kapitel »Stärke deine Intuition« ab S. 158.

Halte deine Erkenntnisse fest

Lege dir ein kleines Anti-Burnout-Journal an (ein kleines Heft reicht aus, oder du öffnest eine neue Seite in deiner Notiz-App). Schreibe dir die Dinge auf, die dich aus diesem Kapitel überrascht, irritiert oder gewundert haben. Orientiere dich dabei an diesen Fragen:

Was war neu für mich? Was habe ich zwischen den Zeilen gelesen? Was bestätigt mich in meinen eigenen Gedanken oder Vermutungen? Was widerspricht dem, was ich bisher wusste? In welche Themen möchte ich tiefer einsteigen?

Das Wichtigste auf einen Blick:

- Hormone steuern fast alle Abläufe in unserem Körper und bestimmen maßgeblich, wie viel Energie wir haben. Ein Ungleichgewicht der Hormone kann zu dauerhafter Müdigkeit führen – selbst, wenn du ausreichend schläfst.
- In unserer Gesellschaft gilt es oft als »normal«, dass besonders Frauen und Mütter ständig erschöpft sind. Diese Einstellung verhindert, dass wir nach den wahren Ursachen suchen und hormonelle Probleme erkennen.
- Medikamente und die Pille können zwar die Blutwerte verbessern, beheben aber häufig nicht die eigentlichen Ursachen des hormonellen Ungleichgewichts. Daher kommen die Symptome oft zurück, sobald die Medikamente abgesetzt werden.

- Der erste Schritt zur Besserung ist, ehrlich über die eigene Energie nachzudenken: Wann begann die Müdigkeit? Was war früher anders? Welche anderen Symptome gibt es noch? Diese Fragen zeigen oft, dass vermeintlich unabhängige Beschwerden miteinander zusammenhängen.
- Dauermüdigkeit ist kein persönliches Versagen, sondern ein wichtiges Signal deines Körpers, das ernst genommen werden sollte. Mit den richtigen Ansätzen bei Ernährung und Lebensstil kann das hormonelle Gleichgewicht und damit die Energie wieder hergestellt werden.

Iss dich fit – Ernähre dich hormonsensibel

»Paleo, Low Carb, Intervallfasten – ich weiß einfach überhaupt nicht mehr, was richtig ist!« Ich höre solche Sätze oft. Und sie machen mich nachdenklich. Nachdenklich, weil ich es fragwürdig finde, dass die Ernährungs- und Fitnessindustrie uns glauben machen will, dass wir nur weniger (Kohlenhydrate) essen oder uns strenger an irgendwelche Regeln halten sollten, um gesünder, schlanker und fitter zu sein. Nachdenklich machen mich solche Sätze aber auch, weil sie zeigen, wie sehr Ernährungstrends dazu beitragen, dass Menschen ihr natürliches Bauchgefühl dafür, welche Ernährungsweise ihnen guttut, verloren haben.

Ich habe mit so vielen Kundinnen gearbeitet, die eine regelrechte Diät-Karriere hinter sich hatten. Viele haben schon als Teenager begonnen, sich zuerst »bewusst« und dann krankhaft streng zu ernähren. Kein Zucker (»wegen der Pickel«), keine Kohlenhydrate (»machen dick«), keine Milchprodukte (»Laktose ist schlecht«), kein Fleisch (»ist unethisch«). Und ja, es stimmt, dass zu viel Zucker, zu viele Kohlenhydrate, zu viele tierische Produkte zu Symptomen führen oder sie verschlimmern können. Sie aber komplett aus der Ernährung zu streichen und dafür entweder auf Ersatzprodukte voller Aroma- und Farbstoffe zurückzugreifen oder einen Nährstoffmangel in Kauf zu nehmen, ist keine gute Alternative.

Ich habe dir bereits erzählt, dass viele der Empfehlungen, die aus wissenschaftlichen Studien rund um die Themen Ernährung, Sport und Fitness stammen, nicht unbedingt auf Menschen mit Zyklus übertragbar sind. Leider wissen das die wenigsten. Kein Wunder also, dass die Verwirrung rund um die Frage »Wie ernähre ich mich optimal?« riesengroß ist. Schließlich stimmen die aus den Studien abgeleiteten Empfehlungen (z. B. »Iss weniger Kohlenhydrate, dann nimmst du ab«) häufig nicht mit der erlebten

Realität (z. B. »Ich nehme nicht ab«) überein – mal ganz abgesehen davon, dass es natürlich auch Tausende von Tipps gibt, die überhaupt niemals auf wissenschaftlichen Studien basiert haben. Kurz gesagt: Abnehmen durch Low Carb? Kann funktionieren, muss aber nicht – und birgt die Gefahr, dass das weibliche Hormonsystem vollkommen aus dem Takt gerät. Symptome wie dauernde Müdigkeit, Konzentrationsprobleme, Zyklusbeschwerden etc. können dadurch entweder entstehen oder sich verschlimmern. Eine nach wissenschaftlichen Standards »gesunde« Ernährung ist also nicht unbedingt eine Ernährung, zu der ich Frauen raten würde, die entweder schon Symptome haben, die auf ein hormonelles Ungleichgewicht hindeuten, oder Gefahr laufen, in ein hormonelles Ungleichgewicht zu rutschen.

Nach meinem Burnout habe ich zunächst für mich – und später auch für meine Kundinnen – eine Ernährungsweise entwickelt, die Menschen mit Zyklus mehr Energie gibt, indem sie dabei hilft, die Hormone zurück ins Gleichgewicht zu bringen, anstatt das Hormonsystem zu belasten. Meine Kundinnen lieben diese Ernährungsweise, weil sie pragmatisch, einfach umsetzbar und individuell anpassbar ist. Du brauchst keine Ernährungsexpertin zu sein, um die Grundprinzipien einer hormonsensiblen Ernährung zu verstehen und von ihr zu profitieren. Und vor allem musst du auf nichts verzichten. Alles, was du brauchst, ist Spaß daran, neue Lebensmittel und Zubereitungsformen auszuprobieren, und Vorfreude darauf, wie dein Energielevel steigen wird. Bist du bereit für eine Ernährung, die das Potenzial hat, dein Energielevel durch die Decke gehen zu lassen?

Dann lass uns beginnen!

Mein Weg

Bevor wir durchstarten, nehme ich dich noch kurz mit in meine Vergangenheit. In eine Zeit, zu der meine Mahlzeiten vor allem aus Knusper-Schoko-Müsli und Fertigpizza bestanden. In eine Zeit, in der Essen für mich ein notwendiges Übel war. Etwas, das ich jeden Tag mehrmals tun *musste*. Etwas, das ich aber weder genoss noch bewusst tat. Das war während meines Studiums. Der Umzug aus der ostwestfälischen Kleinstadt (in der ich aufgewachsen bin) in eine französische Großstadt, das Studium an einer französischen Elite-Hochschule und die Tatsache, dass ich zum ersten Mal komplett allein für die gesamte Haushaltsführung (Kochen, Putzen, Einkaufen, Wäsche waschen etc.) zuständig war, überforderten mich damals extrem. Zwischen einem unfassbar vollen Stundenplan, tonnenweise Klausuren und einem enormen Leistungsdruck navigierte ich unsicher durch meinen Alltag – und meine Ernährung war das Erste, was hinten runterfiel. Ich ernährte mich im Wesentlichen von Knusper-Schoko-Müsli und dem grauenhaften Mensa-Essen. Zwischendurch gab es Süßes (gegen den Frust, und um abends um zehn noch weiter lernen zu können) und Fertigpizza (die sonntägliche »Pizza Pasta« aus dem Tiefkühlregal war damals mein kulinarisches Highlight der Woche).

Als ich mit dem Studium fertig war, änderte sich mein Essverhalten ein wenig, aber ich aß immer noch wahnsinnig viele Kohlenhydrate (Brot, Brötchen, Nudeln), viel zu wenige Proteine und gesunde Fette. Ich achtete nicht auf mein Ernährung, weil ich nicht wusste, welchen riesengroßen Einfluss es auf mein Energielevel hatte – und ich gleichzeitig davon überzeugt war, dass es normal sei, ständig müde zu sein, Zyklusprobleme und Verdauungsschwierigkeiten zu haben.

Ich erzähle dir das, um dir zu sagen: Egal, an welcher Stelle du ernährungsmäßig gerade stehst – ich weiß genau, wie es sich anfühlt. Ich weiß, wie es ist, Essen als Trostpflaster zu benutzen. Ich weiß, wie es ist, keinen Plan zu haben, was meinem Körper guttut und was nicht. Ich weiß, wie es ist, »keine Zeit« für gesundes Essen zu haben und sich stattdessen eine Fertigpizza nach der anderen reinzuschieben. Aber heute weiß ich auch, warum diese Ernährung mich damals immer tiefer in den Sumpf aus Dauermüdigkeit, Zyklusproblemen und Stoffwechselschwierigkeiten hineingezogen hat.

Für diese Erkenntnis brauchte ich allerdings ein noch viel einschneidenderes Erlebnis als mein Studium im Ausland: Den ersten Corona-Lockdown im Frühjahr 2020. Keine Ahnung, wie dein Leben damals aussah – meins war ein absolutes Durcheinander aus Unsicherheit, fehlender Kinderbetreuung, unfassbar viel Arbeit und der Trauer darum, viele geliebte Menschen über einen damals noch undefinierbaren Zeitraum nicht sehen zu dürfen.

In dieser Zeit verfiel ich in alte Workaholic-Muster zurück. Ich betreute tagsüber die Kinder und arbeitete (sobald mein Mann die Kinder übernahm) ab nachmittags bis spät in die Nacht. Keine Pausen. Keine Zeit zum Durchatmen. Keine Zeit zum Kochen. Dafür viele Süßigkeiten, mit denen ich mich über den Tag rettete. Während die Zahl der Corona-Infizierten stieg, stieg auch mein Süßigkeitenkonsum – mein Energielevel rauschte hingegen ab wie der DAX bei einem Börsencrash.

Ich war nur noch erschöpft, ständig gereizt, verzettelte mich andauernd und hatte keinerlei Motivation mehr, meiner Arbeit nachzugehen. Mir ging es so unfassbar schlecht, dass ich vor mir selbst erschrak. Es war nicht mehr viel übrig von der leistungsstarken, immer produktiven und motivierten Regina. Die Diagnose »Burnout« erwischte mich kalt. Burnout entsteht laut ICD 11 (11. Revision der internationalen statistischen Klassifikation der Krankheiten und verwandter Gesundheitsprobleme der WHO) »als Folge von chronischem Stress am Arbeitsplatz [...], der nicht erfolgreich bewältigt wurde. Es ist durch drei Dimensionen gekennzeichnet: 1) Gefühle der Energieerschöpfung oder Erschöpfung 2) Erhöhte mentale Distanz zur Arbeit oder Gefühle von Negativismus oder Zynismus in Bezug auf die Arbeit 3) Ein Gefühl der Ineffektivität und des Mangels an Leistung.«

Als nach dem ersten Corona-Lockdown die Kita wieder öffnete, entspannte sich mein Alltag etwas. In dieser Zeit fasste ich einen Entschluss: So konnte es nicht weitergehen! Ich wollte mein altes Energielevel zurückhaben und endlich – ein für alle Mal – raus aus der Dauermüdigkeit. Wie es der Zufall will, hörte ich genau in dieser Zeit ein Interview in einem Gesundheits-Podcast. In dem

Interview ging es um den Einfluss der Ernährung auf die Zyklus-Hormone. Da ich – neben meiner Dauermüdigkeit – auch Zyklusprobleme hatte, wurde ich hellhörig. Die eigenen Hormone mit der Ernährung beeinflussen zu können? Nichts kam mir damals unwahrscheinlicher (aber auch spannender) vor!

Also begab ich mich auf eine Reise zurück zu mir, zu einer Ernährungsform, die mir nicht nur einen unbeschwerten Zyklus, sondern auch meine Energie zurückgab. Auf eine Reise, die mein gesamtes Leben veränderte. Hört sich das gut an? Dann komm mit auf diese wundervolle Reise zurück ins hormonelle Gleichgewicht!

Check dich selbst: Wie ist dein Ernährungsverhalten?

Zunächst möchte ich dir ein paar Fragen stellen, um dich mit deinem bisherigen Ernährungsverhalten vertrauter zu machen. Wieso ich dir dazu rate? Wie du gelesen hast, hat meine Lebenssituation mein Ernährungsverhalten maßgeblich geprägt: In stressigen Lebensphasen aß ich viel »Schrott« und es fiel mir schwer, auf die Signale meines Körpers zu hören. Bei dir ist es möglicherweise ähnlich. Deine Lebenssituation, aber auch deine Erfahrungen und deine Erziehung beeinflussen dein Ernährungsverhalten. Das ist der Grund, weshalb es bei einer für deinen Körper optimalen Ernährungsweise nicht nur darum geht zu wissen, welche Nährstoffe und Zubereitungsformen dir guttun, sondern auch darum, deine »innere Programmierung« rund um das Thema Ernährung zu kennen. Mit den Antworten auf diese Fragen wird es dir leichter fallen, dein aktuelles Ernährungsverhalten kritisch zu hinterfragen.

Fragen zu deinem Ernährungsverhalten:

- [ ] Isst du mehr als einmal pro Woche Fast Food bzw. verarbeitete Produkte (Saucen, Fertigprodukte, (vegane) Ersatzprodukte, »0-Zucker«-Produkte, alles mit E-Nummern auf der Inhaltsliste)?

  ____

  ____

☐ Isst du zu viele Kohlenhydrate im Verhältnis zu Proteinen (z. B. mehrmals am Tag Brot, Brötchen, Pizza, Pasta und Co., gleichzeitig nicht zu jeder Mahlzeit Proteinquellen wie Fisch, Eier, Käse, Fleisch, Hülsenfrüchte)?

___

___

☐ Nimmst du dir wenig Zeit fürs Essen, isst häufig »zwischen Tür und Angel«? Oder isst du, obwohl du eigentlich gar nicht hungrig bist (sondern z. B. eher traurig, sauer, enttäuscht, wütend oder einsam)?

___

___

Fragen zu deinem Ernährungs-Mindset:

Essen ist ein wahnsinnig emotional besetztes Thema. Schon in unserer Kindheit lernen wir, dass Essen beruhigen, Trost spenden, glücklich machen und als Druckmittel eingesetzt werden kann. Wirf gern einen Blick in deine Vergangenheit und frage dich, wie Essen in deiner Familie bzw. bei den Menschen, bei denen du aufgewachsen bist, gelebt wurde.

☐ War Essen etwas Positives, Schönes, das gemeinsam genossen wurde? Oder aß jeder für sich allein? Musste es immer schnell gehen oder haben dir deine Eltern oder Menschen in deinem Umfeld häufig gesagt, wie anstrengend/teuer/zeitaufwändig es ist, für die Mahlzeiten zu sorgen?

___

___

☐ Wurde Essen als Druckmittel eingesetzt (»Wenn du XY nicht machst, bekommst du nichts zu essen.«) oder als Belohnung genutzt (»Den Schokoriegel bekommst du nur, wenn ...«)?

___

___

- ☐ Welche Essensmuster hast du von deinen Eltern bzw. von den Menschen, mit denen du aufgewachsen bist, übernommen? War Essen bei dir zu Hause ein schambesetztes, ein lustvolles oder ein eher neutrales Thema, über das nie gesprochen wurde (»Essen muss man halt«)?

  ____

  ____

- ☐ Wann und von wem hast du kochen gelernt? Wie viel Spaß macht es dir heute, für dich selbst Essen zuzubereiten?

  ____

  ____

- ☐ Mit welchen Gefühlen verbindest du das Thema Essen (z. B. Scham, Lust, Angst, Sicherheit, Zufriedenheit, Ruhe, Stress)?

  ____

  ____

Tu dir selbst den Gefallen und beantworte diese Fragen so ehrlich wie möglich, bevor du weiterliest. Schreibe dir deine Antworten unbedingt auf, anstatt nur über sie nachzudenken. Indem du diese ausformulierst, wird dir vielleicht auffallen, dass du dich aktuell nicht hormonsensibel ernährst, sondern dein Ernährungsstil stark geprägt ist von Gefühlen, die eigentlich gar nichts mit dem Thema Essen zu tun haben (sollten). Möglicherweise ist bei dir Essen stark mit Gefühlen verknüpft, die auf schwierige Situationen in deinem Leben oder negative Glaubenssätze zurückzuführen sind. Wie du das eine vom anderen entkoppelst und wie dir eine hormonsensible Ernährung gelingt, die dir Energie schenkt, anstatt sie dir zu rauben, zeige ich dir jetzt.

Hormonsensible Ernährung für Anfänger

Nachdem du dir deine Antworten aufgeschrieben hast (bitte überspringe den Fragebogen nicht!), können wir endlich zu der Frage »Welches Essen gibt mir mehr Energie?« wechseln. Wenn ich gefragt werde, welche Lebensmittel Energie geben (und welche nicht), ist die Antwort zunächst ganz einfach: Je natürlicher und vielfältiger deine Ernährung ist, desto mehr Energie wirst du wahrscheinlich haben (außer natürlich, deine Ernährung ist nicht der Grund für deinen Energiemangel, dann ist das Kapitel »Denk dich fit« ab S. 97 für dich das richtige).

Vielfältigkeit in der Ernährung – einer der Schlüssel für ein hormonelles Gleichgewicht

Eine abwechslungsreiche Ernährung ist mehr als nur ein guter Ratschlag – sie ist die Grundlage für ein hormonelles Gleichgewicht. Wenn du eine Vielzahl verschiedener Lebensmittel in deine Ernährung integrierst, versorgst du deinen Körper mit dem komplexen Spektrum an Nährstoffen, die er für die Produktion und Regulation von Hormonen benötigt.

Dein Hormonsystem gleicht einem fein abgestimmten Orchester, in dem jedes Instrument seinen Teil zum harmonischen Gesamtklang beiträgt. Für diese Harmonie braucht dein Körper zahlreiche verschiedene »Bausteine« – von essenziellen Aminosäuren aus Proteinen für die Hormonproduktion über gesunde Fette als Grundsubstanz für Steroidhormone bis hin zu Vitaminen und Mineralstoffen, die als Cofaktoren für hormonelle Prozesse wichtig sind.

Jede Lebensmittelgruppe und sogar jedes einzelne Lebensmittel enthält ein einzigartiges Nährstoffprofil. Vollkornprodukte liefern zum Beispiel B-Vitamine, die vor mentaler Erschöpfung schützen können, indem sie die Nerven stärken. Grünes Blattgemüse ist reich an Magnesium und kann dabei helfen, das Nervensystem zu beruhigen. Außerdem spielt es eine wichtige Rolle für die Schilddrüsenfunktion. Gesunde Fette aus Avocados, Nüssen und Olivenöl bieten die Grundbausteine für Sexualhormone. Zudem liefert eine abwechslungsreiche Ernährung sekundäre Pflanzenstoffe, die entzündungshemmend wirken und die Entgiftungsfunktion der Leber unterstützen – ein weiterer wichtiger Faktor

für die Hormonstabilität. Je bunter, farbenprächtiger dein Teller, desto mehr dieser wertvollen Pflanzenstoffe nimmst du auf.
Die Darmgesundheit spielt ebenfalls eine entscheidende Rolle für dein hormonelles Gleichgewicht. Eine vielfältige Ernährung fördert eine diverse Darmflora, die wiederum den Abbau und die Ausscheidung von Hormonen reguliert. Ohne eine gesunde Darmflora können bereits ausgeschiedene Hormone rückresorbiert werden, was zu einem hormonellen Ungleichgewicht führen kann.
Monotonie in der Ernährung kann hingegen zu Nährstoffmängeln führen, selbst wenn du vorwiegend »gesunde« Lebensmitteln isst. Denn wenn du immer wieder zu denselben Nahrungsmitteln greifst – sei es aus Gewohnheit oder Bequemlichkeit – riskierst du Lücken in deiner Nährstoffversorgung, die langfristig dein hormonelles Gleichgewicht beeinträchtigen können.

Was das genau bedeutet? Konzentriere dich auf frische, unverarbeitete Lebensmittel und darauf, eine möglichst große Bandbreite an Nährstoffen abzudecken. Das gelingt dir, indem du diese drei Grundregeln berücksichtigst:

1. Bevorzuge unverarbeitete Produkte gegenüber verarbeiteten Lebensmitteln:
   Verarbeitete Lebensmittel (z.B. Fertigsaucen, Salatdressings, Wurst, Süßigkeiten, aber auch vegetarische/vegane Ersatzprodukte) enthalten oft viele Zusatz-, Aroma,- Süß- und Farbstoffe, die deinen Körper belasten und deine Hormone aus dem Gleichgewicht bringen können. Die meisten Menschen wählen verarbeitete Produkte entweder, weil sie denken, dass sie schneller zuzubereiten sind, oder weil sie nicht wissen, wie sie unverarbeitete Produkte (z.B. bestimmte Sorten frisches Gemüse wie Kürbis, Fenchel, Hülsenfrüchte oder Süßkartoffeln, aber auch Fisch oder Fleisch) schmackhaft und schnell zubereiten können. Dabei ist das eigentlich (mit ein bisschen Übung) ganz

einfach. Eine kleine Auswahl an Rezepten, mit denen du starten kannst, findest du im Kapitel »Rezepte für mehr Energie« ab S. 181).

2. Achte auf ein ausgewogenes Verhältnis der drei Makronährstoffe Kohlenhydrate, Proteine und Fette:
   Kohlenhydrate solltest du unbedingt essen, aber sie sollten nur ca. 50 % der Ernährung ausmachen und am besten aus hochwertigen Quellen wie z. B. Kartoffeln, Vollkornprodukten oder Pseudogetreiden (Quinoa, Amarant) kommen. Diese kohlenhydratreichen Lebensmittel haben gleich zwei Vorteile: Sie sind gespickt mit wertvollen Mikronährstoffen (z. B. Vitaminen) und sie werden deutlich langsamer ins Blut abgegeben als Kohlenhydrate (= Zucker) aus deiner Milchschokolade oder einem Päckchen Gummibärchen. Wichtig sind bei möglichst jeder (!) Mahlzeit auch Fette (achte vor allem auf eine ausreichende Zufuhr von mehrfach ungesättigten Fettsäuren, z. B. aus Olivenöl, Leinsamen oder Nüssen, weil sie Entzündungen hemmen und wichtige Grundbausteine für deine Hormone liefern) und vor allem Proteine (z. B. aus Fisch, Eiern, Hülsenfrüchten). Gerade wenn du dich fleisch-/fischarm, vegetarisch oder vegan ernährst, ist die Wahrscheinlichkeit hoch, dass du zu wenige Proteine zu dir nimmst. Die Kombination aus Kohlenhydraten, Fetten und Proteinen ist allerdings wichtig, um den Blutzucker stabil zu halten.Inwiefern das eine der Grundvoraussetzungen für ein hormonelles Gleichgewicht und mehr Energie ist, erzähle ich dir in Kapitel »Das A und O: ein stabiler Blutzucker« ab S. 56 f.).

3. Passe deine Ernährung an deine natürlichen hormonellen Rhythmen an.
   Im Kapitel »Deine inneren Uhren« (S. 19 ff.) hast du gelernt, welche Hormone deine inneren Uhren steuern. Dein zirkadianer Rhythmus wird u. a. von deinem Stresshormon Cortisol gesteuert. Was genau du tun kannst, um deinen Cortisolspiegel

im Gleichgewicht zu halten, verrate ich dir im Kapitel »Nervensystem für Anfänger« ab S. 104. Deinen infradianen Rhythmus hältst du im Gleichgewicht, wenn du deine Ernährung an deinen Zyklus anpasst. Das hört sich komplizierter an, als es ist. Wie es konkret funktioniert, zeige ich dir im Kapitel »Female Food« ab S. 72 ff.

Natürlich ist jeder Körper unterschiedlich. Deswegen sind diese drei Grundregeln nur die Basis, nicht aber das gesamte Konzept für dein Female Food, das dir mehr Energie gibt. Manche Menschen profitieren zum Beispiel energiemäßig sehr stark davon, wenig bis kein Gluten und/oder wenig bis keinen Industriezucker zu sich zu nehmen. Andere Menschen können Lebensmittel, die eigentlich als gesund gelten (wie z.B. Hülsenfrüchte) nicht gut verdauen. Wiederum andere können aufgrund von Vorerkrankungen oder Allergien z.B. keine Nüsse oder Fisch essen. Und genau das ist der Grund, weshalb es kein 08/15-Female-Food gibt, sondern nur ein paar Grundregeln, an denen du dich orientieren kannst. Den Rest testest du für dich aus und beobachtest die Reaktion deines Körpers. Damit du besser einschätzen kannst, ob du vielleicht zwar keine medizinisch feststellbare Unverträglichkeiten hast, es aber dennoch Lebensmittel gibt, die du nicht gut verstoffwechseln kannst – und die dir infolgedessen Energie rauben –, kannst du mit dem folgenden Test leicht feststellen. Er kann dir als Orientierung dienen.

Check dich selbst: Welche Lebensmittel verträgst du?

Diese Schritt-für-Schritt-Anleitung kann dir den Einstieg leichter machen:

1. Nimm dir ein paar Minuten Zeit und schreibe dir Antworten zu diesen Fragen auf: Nach welchen Lebensmitteln fühle ich mich schwer/aufgedunsen/zu voll? Wann treten Symptome wie Blähungen, Völlegefühl, Unwohlsein, Durchfall oder Kopfschmerzen auf? Was esse ich (z. B. aus Gewohnheit, sozialer

Erwünschtheit o. ä.), obwohl ich weiß, dass es mir danach schlecht geht?

2. Erstelle eine Liste aller Lebensmittel, die du hier identifiziert hast. Falls die obenstehenden Fragen nicht einfach so beantworten kannst, beobachte dich in den nächsten Tagen: Wie fühlst du dich während und direkt nach dem Verzehr von bestimmten Lebensmitteln?

3. Teste jedes Lebensmittel (z. B. Tomate) oder jede Lebensmittelgruppe (z. B. glutenhaltige Lebensmittel) nacheinander durch. Mein Tipp, wenn du nicht weißt, wo du starten sollst: Beginne mit glutenhaltigen Produkten oder Milchprodukten oder Produkten mit Industriezucker. Mache dir Notizen während deiner Testphase.

4. Erstelle deine persönliche Liste mit Lebensmitteln/Lebensmittelgruppen, die dich müde machen oder andere Symptome bei dir hervorrufen oder verstärken.

Mit der nun entstandenen Liste, auf der du dir Auffälligkeiten, deutliche Reaktionen deines Körpers und Unverträglichkeiten notiert hast, kannst du im Alltag arbeiten. Sie hilft dir dabei, die für dich schlechten Lebensmittel, also jene, bei denen du starke körperliche Reaktionen hattest, herauszufiltern. Mit diesen Informationen kannst du weiter in die Tiefe gehen und differenziertere Auslassungen an dir testen. Mit der Zeit wirst du immer genauer herausfinden, was dir nicht bekommt und dich z. B. müde macht, Blähungen oder auch Durchfall hervorruft.

Meine Erfahrung ist, dass das Testen von Lebensmitteln zwar am Anfang aufwändig und überwältigend erscheinen mag, es sich aber *immer* lohnt. Erstens, weil du dich (vielleicht zum ersten Mal) systematisch mit deiner Ernährung auseinandersetzt (ohne irgendwelchen Ratschlägen von anderen Menschen, Studien oder Frauenzeitschriften zu folgen) und dir bewusst machst, *was* du isst. Und zweitens, weil es – unabhängig vom Ergebnis – dein Körpergefühl schult und dir zeigt, wie dein Körper auf bestimmte Lebensmittel *reagiert*. Den meisten Menschen ist genau dieses Körpergefühl abhandengekommen, weil sie denken, dass Symptome wie z. B. Blähungen, normal sind und »einfach dazugehören«. Das ist aber Quatsch.

Das beste Beispiel bin leider ich selbst: Meine Ernährung war jahrzehntelang extrem getreidelastig (Brot, Brötchen, Pizza, Nudeln, Kekse, Müsli). Zwar bemerkte ich schon vor vielen Jahren, dass es mir besonders schlecht ging, wenn ich morgens Brötchen, mittags Brot und abends Pizza gegessen hatte. Ich fühlte mich »verstopft« und irgendwie energielos. Ich konnte aber nie genau benennen, woran das lag, und veränderte dementsprechend auch nichts an meiner Ernährung. Erst als ich mich selbst systematisch auf Gluten getestet hatte, wurde mir klar, dass ich eine Glutenintoleranz habe – und das, obwohl bei unterschiedlichen Labortests keinerlei Auffälligkeiten festgestellt worden waren. Es macht natürlich grundsätzlich Sinn, Lebensmittelunverträglichkeiten, Intoleranzen und vor allem Allergien medizinisch abzuklären. Aber ich kann dich dennoch wirklich nur ermutigen, per Ausschlussverfahren dein Female Food selbst zu testen, auch wenn die Laborergebnisse in Ordnung sind.

Wichtig: Dieses Austesten braucht Zeit, Geduld und etwas System. Und es mag sein, dass es dich aktuell genau deswegen noch überfordert, denn schließlich hast du gerade noch nicht besonders viel Energie, richtig? Das ist vollkommen okay. Wichtig ist aktuell nur, dass du die drei Grundregeln versuchst, in deinen Alltag zu integrieren. Das Testen unterschiedlicher Lebensmittel(-gruppen) kannst du auch später noch durchführen, wenn du wieder etwas mehr Energie hast. Behalte bis dahin das im Hinterkopf: Wenn du körperlich gesund bist, sind alle *natürlichen* (also unverarbeiteten) Lebensmittel in Maßen in Ordnung. Häufig ist vor allem die Kombination der Lebensmittel bzw. der Makronährstoffe ausschlaggebend dafür, ob sie dein hormonelles Gleichgewicht unterstützen oder es torpedieren.

Wieso das so ist und was dein Blutzucker damit zu tun hat, verrate ich dir jetzt.

Das A und O: Ein stabiler Blutzucker

Stelle dir deinen Blutzucker wie das Fundament eines Hauses vor: Wenn das Fundament instabil ist, wird das gesamte Gebäude instabil. Genauso verhält es sich mit deinem Körper: Ein zu stark schwankender Blutzucker kann nicht nur deine unmittelbare Energie beeinflussen, sondern auch Auswirkungen auf dein Hormonsystem haben. Dein Blutzucker und dein Hormonsystem stehen nämlich in einer untrennbaren Wechselbeziehung zueinander – wie zwei Tänzer, die sich gegenseitig führen und beeinflussen. Wenn einer aus dem Takt kommt, stolpert auch der andere. Diese Verbindung ist so fundamental für dein Wohlbefinden, dass sie die Basis vieler körperlicher Prozesse bildet.

Blicken wir mal zunächst auf die physiologische Seite des Blutzuckers: Was passiert eigentlich, wenn du beginnst, etwas zu essen? Jedes Mal, wenn du Nahrung zu dir nimmst, steigt dein Blutzuckerspiegel an. Als Reaktion darauf schüttet deine Bauchspeicheldrüse das Hormon Insulin aus, das den Zucker aus deinem Blut in deine Zellen transportiert. Insulin wirkt wie ein Schlüssel: Es öffnet den Zellen die »Tür«, damit der Zucker – genauer gesagt die Glukose – aus dem Blut in die Zellen gelangen kann. Dort wird er entweder sofort als Energie genutzt oder für später gespeichert. Dies ist ein fein abgestimmter Prozess, der bei gesunden Menschen reibungslos funktioniert. Doch wenn dieser Mechanismus durch häufige Blutzuckerspitzen und -abfälle überfordert wird, können Störungen in deinem gesamten Hormonsystem entstehen. Eine durch Blutzuckerschwankungen immer wieder nötige

Ausschüttung von Cortisol kann zudem weitreichende Auswirkungen auf deinen gesamten Körper haben, weil Cortisol nicht nur deinen Blutzucker reguliert, sondern zum Beispiel auch deinen Schlaf und dein Immunsystem beeinflusst.

Dazu musst du Folgendes wissen: Dein Körper funktioniert in Stresssituationen wie ein hochentwickeltes Alarmsystem, das seit Urzeiten darauf programmiert ist, dein Überleben zu sichern. Ein plötzlicher Blutzuckerabfall wird von diesem System als ernsthafte Bedrohung interpretiert – denn für deinen Körper ist ein zu niedriger Blutzuckerspiegel eine potenzielle Gefahr. Wenn dein Blutzucker nach einem Hoch rapide abfällt (was typischerweise 1–3 Stunden nach einer kohlenhydratlastigen Mahlzeit passiert), aktiviert dein Körper seine Notfallsysteme. Die Nebennieren werden angewiesen, das Stresshormon Cortisol auszuschütten. Cortisol sorgt dafür, dass Zuckerreserven aus deiner Leber und deinen Muskeln freigegeben werden. So wird der Blutzuckerspiegel wieder angehoben. Während dieser Mechanismus kurzfristig lebenswichtig ist, kann die ständige Wiederholung dieses Vorgangs zu einem Zustand des Dauerstresses führen und dein Hormonsystem ins Wanken bringen. Der Grund: Chronisch erhöhtes Cortisol stört die Produktion anderer wichtiger Hormone, da dein Körper in diesem Überlebensmodus der Produktion von Stresshormonen Priorität einräumt. So kann es zum Beispiel sein, dass dein Wohlfühlhormon Progesteron nicht mehr in ausreichendem Maße produziert werden kann. Wenn das der Fall ist, merkst du das zum Beispiel daran, dass du in der Zeit vor deiner Menstruation unter Symptomen wie Heißhungerattacken, Schlafstörungen oder Gereiztheit leidest. Vielleicht sind dir diese Symptome auch unter dem Namen »PMS« (Prämenstruelles Syndrom) ein Begriff. Warum du diese Symptome ernst nehmen solltest, erklärt dir Mirjam Wagner.

Exkurs: Zyklusbedingter Ausnahmezustand: PMS, PMDS und PME

Von Dr. med. Mirjam Wagner, Gynäkologin, Ernährungsmedizinerin und zertifizierte Resilienztrainerin

Wer kennt es nicht? Du wachst auf und alles nervt. Die Kinder werfen den O-Saft um und du könntest heulen. Im Meeting triggert dich ein blöder Blick und du zweifelst an deiner Kompetenz. Zu Hause reicht ein falsches Wort und du explodierst. Dann dämmert es dir: *Ach stimmt, bald kommt meine Periode, ich habe PMS.*

In unserer Gesellschaft wird PMS allzu häufig als »Zickenkrankheit« oder Schwäche, die eben zum Frausein dazugehört, verspottet. Aber Achtung: PMS ist nicht normal und kann zur starken gesundheitlichen Belastung werden, im Besonderen dann, wenn sich ein PMDS oder PME dahinter verbirgt. Wenn du Monat für Monat an deine Grenzen kommst, das Gefühl hast, dich selbst zu verlieren – und trotzdem weiter funktionieren musst –, allerspätestens dann wird es Zeit, genauer hinzusehen.

PMS, PMDS oder PME – Was ist was?

PMS – das Prämenstruelle Syndrom – betrifft ca. 25 % aller menstruierenden Personen. Mögliche Symptome sind Reizbarkeit, Müdigkeit, Konzentrationsprobleme, Heißhunger, Wassereinlagerungen, unreine Haut, Brustspannen, Stimmungsschwankungen. Sie treten nur in der Lutealphase auf und verschwinden mit Eintreten der Menstruation wieder. Oftmals (aber nicht immer) können schon Lebensstilveränderungen große Linderung schaffen. Dennoch sind die Beschwerden belastend und nicht normal.

PMDS (Prämenstruelle Dysphorische Störung) gilt als die schwerste Form von PMS, bei der starke psychische Symptome im Vordergrund wie Reizbarkeit, Angstzustände, Erschöpfung, Depression und Selbstwertverlust stehen, sogar die Suizidrate ist signifikant erhöht. Schätzungsweise 5,5 % aller Menstruierenden sind betroffen. Man fühlt sich wie ein anderer Mensch, alltägliche Aufgaben mögen unüberwindbar erscheinen und das emotionale Auf und Ab wird zur Zerreißprobe.

PME (Premenstrual Exacerbation) beschreibt die Verschlechterung einer bereits bestehenden Erkrankung in der Lutealphase, hierzu zählen z.B. Depression, Angststörung, ADHS, aber auch Suchterkrankungen oder chronisch entzündliche Erkrankungen. Die Symptome treten also nicht neu auf, sondern flammen zur Lutealphase regelrecht auf.

Und was hat das mit dem Burnout-Risiko zu tun?

Ganz viel: Wiederkehrende emotionale Ausnahmezustände, partnerschaftliche Konflikte, Versagensängste, Rückzug, Schuldgefühle, Selbstzweifel und Selbstwertkrisen. Dabei ein hohes Stresslevel bei gleichzeitigem Gefühl, funktionieren zu müssen ohne sichtbare »Erlaubnis«, sich auszuruhen oder krankzumelden. Betroffene versuchen, diese wiederkehrenden Krisen durchzuhalten, und sie leiden. Verständnis vom Umfeld gibt es eher selten. Sie sind oft selbst ratlos, denn in der ersten Zyklushälfte ist ja alles in Ordnung. Doch dieses Auf und Ab kostet enorm viel Kraft. Irgendwann sind die Ressourcen am Ende, weil der Körper nie ganz zur Ruhe kommt.

Das hormonsensible Gehirn

Man könnte meinen, dass die Hormone nur ins Gleichgewicht gebracht werden müssten, damit PMS, PMDS oder PME verschwinden. Allerdings sind die Sexualhormone bei PMS, PMDS oder PME in Laboruntersuchungen häufig unauffällig. Es ist vielmehr das Gehirn der Betroffenen, das besonders empfindlich auf die normalen Hormonschwankungen reagiert. Grund dafür können Störungen im Serotonin- und GABA-System, eine besondere Sensitivität gegenüber Progesteron-Abbauprodukten, eine genetische Veranlagung oder veränderte Stressverarbeitung über die HPA-Achse (Hypothalamus-Hypophysen-Nebennierenrinden-Achse) oder weitere Faktoren und Wechselwirkungen sein.

Was kannst du tun?
Der wichtigste Schritt: Beobachte deinen Zyklus und erkenne die Zusammenhänge, indem du deinen Zyklus über mindestens zwei Zyklen trackst (mit einem Zyklus-Tagebuch oder einer App). Sprich mit deiner Ärztin oder deinem Arzt, die/der sich mit PMS, PMDS und PME auskennt und mit dir eine individuelle Therapie plant und dich bzgl. passender Medikamente (z. B. SSRI, die Pille) berät. Passe deine Lebensstilfaktoren an und sorge z. B. für ausreichend Schlaf, eine ausgewogene, pflanzenbasierte Ernährung und regelmäßige Bewegung. Eventuellen Heißhungerattacken kannst du mit einer blutzuckerstabilisierenden Ernährung gegenwirken. Auch Nahrungsergänzungsmittel oder Phytotherapeutika können sinnvoll sein. Stärke zudem deine Resilienz, indem du Entspannungsmethoden (wie Meditation, Achtsamkeit, Autogenes Training) erlernst und regelmäßig praktizierst. Eine große Stütze kann zudem die Psychotherapie bieten.

Fazit
PMS, PMDS und PME heißt nicht, dass du »ein bisschen überempfindlich« vor den Tagen bist. Sie sind reale körperlich-psychische Herausforderungen – und sie können dein Stresssystem so sehr belasten, dass sie allmonatlich dein soziales und berufliches Leben aus der Bahn werfen und Burnout und Depression zur greifbaren Gefahr werden. Wenn du dich also regelmäßig vor deiner Periode »verlierst«, weißt du jetzt: Du bildest dir das nicht ein. Du bist nicht zu schwach. Du bist nicht allein. Du darfst dich selbst schützen, Grenzen setzen und gut für dich sorgen – auch (und gerade) in der Lutealphase. Suche dir kompetente Unterstützung und stehe für dich ein.

Auch wenn du nicht unter starken PMS-Symptomen leidest, kann ein stabiler Blutzucker dein gesamtes Leben verändern. Und die gute Nachricht ist: Die Stabilisierung des Blutzuckers ist kein Hexenwerk! Aber bevor du damit startest, solltest du zunächst wissen, woran du einen instabilen Blutzucker erkennen kannst.

Anzeichen eines instabilen Blutzuckers

Dein Körper sendet dir ständig Signale – leise Hinweise, die oft überhört oder falsch gedeutet werden. Viele dieser Alltagsbeschwerden, die du möglicherweise bisher als »normal« hingenommen hast, könnten in Wirklichkeit Botschaften deines Körpers sein, der versucht, dir mitzuteilen, dass dein Blutzucker zu stark schwankt.

Fühlst du dich zum Beispiel regelmäßig schwindelig oder benommen, wenn eine Mahlzeit überfällig ist? Diese Benommenheit kann ein klassisches Zeichen eines abfallenden Blutzuckers sein. Dein Gehirn, das kontinuierlich Glukose (= Kohlenhydrate) als Energiequelle benötigt, signalisiert dir so seinen Mangel. Ebenso können unerklärliche Kopfschmerzen, die nach dem Essen verschwinden, ein Hinweis auf schwankende Blutzuckerwerte sein. Hast du bemerkt, dass deine Stimmung ohne ersichtlichen Grund schwankt? Blutzuckerschwankungen können einen erheblichen Einfluss auf dein emotionales Wohlbefinden haben. Auch Reizbarkeit, plötzliche Angstzustände, Schwindel oder Gefühle von Überwältigung können alle mit einem instabilen Blutzucker zusammenhängen.

Ein häufiges, aber oft missverstandenes Symptom sind nächtliche Schlafstörungen, besonders wenn du regelmäßig zwischen 2 und 4 Uhr morgens aufwachst und nicht mehr einschlafen kannst. In diesen frühen Morgenstunden kann ein übermäßiger Abfall des Blutzuckers deine Nebennieren dazu veranlassen, Cortisol freizusetzen, um den Zuckerspiegel wieder anzuheben. Dieses »Notfall-Cortisol« kann dich aufwecken und wachhalten. Beobachtest du vermehrtes Schwitzen ohne körperliche Anstrengung, ein plötzliches Zittern der Hände oder sogar Herzrasen nach längeren Essenspausen? All dies können Reaktionen auf einen abfallenden Blutzucker sein. Bei manchen Menschen äußert sich dies sogar als nächtliche Schweißausbrüche, die oft fälschlicherweise hormonellen Veränderungen wie den Wechseljahren zugeschrieben werden. Selbst kognitive Symptome wie Gedächtnislücken, Konzentrationsschwierigkeiten oder ein Gefühl von »Brain Fog« – all das kann auftreten, wenn dein Gehirn nicht die stabile Glukoseversorgung erhält, die es für eine optimale Funktion benötigt.

Ein weiteres Beispiel für die Folgen eines instabilen Blutzuckers sind Heißhungerattacken – jene überwältigenden, fast zwanghaften Gelüste nach bestimmten Nahrungsmitteln, denen zu widerstehen dir nahezu unmöglich erscheint. Sie überrollen dich wie eine Welle, lassen dich mitten in der Nacht zum Kühlschrank schleichen oder auf dem Heimweg einen Umweg zur Bäckerei machen. Doch entgegen der landläufigen Meinung sind diese intensiven Hungerattacken kein Zeichen mangelnder Willenskraft oder eine seltsame Laune deines Körpers – sie sind präzise biochemische Signale, die eng mit deinem Blutzuckerspiegel verbunden sind. Wenn dein Blutzucker abfällt, besonders nach einem vorherigen Anstieg, sendet dein Gehirn Notfallsignale aus. Der Grund: Aus evolutionärer Sicht war ein sinkender Blutzucker eine ernsthafte Bedrohung für das Überleben, daher hat unser Körper ausgeklügelte Mechanismen entwickelt, um schnell an Glukose zu gelangen. Das Ergebnis: ein überwältigendes Verlangen nach sogenannten schnellen Kohlenhydraten in Form von Süßigkeiten, Gebäck, Brot, Nudeln oder Pizza – genau jenen Nahrungsmitteln, die deinen Blutzucker am schnellsten anheben können.

Schnelle Kohlenhydrate und langsame Kohlenhydrate

Die sogenannten schnellen und langsamen Kohlenhydrate unterscheiden sich vor allem darin, wie schnell sie den Blutzuckerspiegel ansteigen lassen. Schnelle Kohlenhydrate, wie sie in Weißbrot, Süßigkeiten, Limonade oder stark verarbeiteten Snacks

vorkommen, werden vom Körper rasch in Glukose umgewandelt. Das führt zu einem schnellen und hohen Anstieg des Blutzuckerspiegels, woraufhin die Bauchspeicheldrüse große Mengen Insulin ausschüttet. Zwar sinkt der Blutzuckerspiegel anschließend meist ebenso schnell wieder ab, doch genau dieser abrupte Abfall kann Heißhunger, Energietiefs und ein hormonelles Ungleichgewicht begünstigen – besonders, wenn solche Blutzuckerschwankungen regelmäßig auftreten.
Langsame Kohlenhydrate hingegen, wie sie etwa in Vollkornprodukten, Hülsenfrüchten, manchen Gemüse- und einigen Obstsorten enthalten sind, werden deutlich langsamer verdaut. Sie lassen den Blutzuckerspiegel nur moderat und gleichmäßig ansteigen, wodurch weniger Insulin auf einmal benötigt wird, und auch der Abfall des Blutzuckerspiegels ist verlangsamt. Diesen Effekt kannst du verstärken, indem du diese langsamen Kohlenhydrate mit Proteinen und Fetten kombinierst. Das sorgt für eine stabile Energieversorgung, wirkt Heißhungerattacken entgegen und unterstützt so ein hormonelles Gleichgewicht.

Der Energiecrash am Nachmittag und was wirklich dahintersteckt

Es ist 14 Uhr, du sitzt an deinem Schreibtisch oder bist mitten in deinen Nachmittagsaufgaben, als plötzlich eine Welle der Erschöpfung über dich hereinbricht. Deine Augenlider werden schwer, deine Konzentration schwindet, und alles, woran du denken kannst, ist entweder eine Tasse Kaffee, etwas Süßes oder im Idealfall ein kurzes Nickerchen. Dieser berüchtigte Nachmittagscrash wird oft als unvermeidlicher Teil des Tagesrhythmus abgetan, aber in Wirklichkeit ist er ein deutliches Signal deines Körpers – und er hat fast immer mit deinem Blutzucker zu tun. Der typische Energieeinbruch am Nachmittag ist das direkte Resultat dessen, was wenige Stunden zuvor auf deinem Teller lag. Wenn dein Mittagessen reich an schnellen Kohlenhydraten war – sei es das belegte Brötchen, die Portion Pasta oder das schnelle Stück

Pizza – hat dies einen schnellen Anstieg deines Blutzuckers verursacht. Deine Bauchspeicheldrüse reagierte mit einer kräftigen Insulinausschüttung, um diesen Zuckeranstieg zu bewältigen. Das Problem: Bei vielen Menschen überschießt diese Insulinreaktion leicht, besonders wenn sie bereits eine gewisse Insulinresistenz entwickelt haben. Das Ergebnis ist ein Blutzuckerabfall, der unter den Ausgangswert sinkt. Dieser Abfall tritt typischerweise 1–3 Stunden nach der Mahlzeit auf – genau zur Zeit des gefürchteten Nachmittagstiefs.

Besonders tückisch: Dieser Kreislauf kann sich selbst verstärken. Der Energieabfall verleitet dich zu einer zuckerhaltigen Zwischenmahlzeit oder einem koffeinhaltigen Getränk, was deinen Blutzucker kurzfristig wieder anhebt –, nur damit er einige Stunden später erneut abstürzt, oft am späten Nachmittag oder frühen Abend. So entsteht eine Energie-Achterbahn, die dich den ganzen Tag über begleitet und deine Konzentration, dein Wohlbefinden und langfristig auch deine hormonelle Gesundheit beeinträchtigen kann.

Oft wird mir die Frage gestellt, ob es sinnvoll ist, den Blutzucker zu tracken, und meine Antwort mag dich überraschen: Nein, für die meisten Menschen ist ein Blutzucker-Messgerät nicht notwendig. Natürlich gibt es Ausnahmen – wenn du Diabetikerin bist oder deine Ärztin dir aus medizinischen Gründen eine regelmäßige Blutzuckermessung verordnet hat. In solchen Fällen ist das Messgerät ein unverzichtbares Werkzeug zur Überwachung deiner Gesundheit. Aber für die meisten gesunden Menschen, die einfach ihren Blutzuckerspiegel stabilisieren möchten, können Messgeräte sogar kontraproduktiv sein. Aus meiner Erfahrung führt das Tracken des Blutzuckers bei vielen Menschen nämlich zu einer Überfokussierung, Stress und Verwirrung. Die Werte schwanken natürlicherweise im Laufe des Tages, und ohne fachkundige Interpretation können diese normalen Schwankungen unnötige Besorgnis auslösen. Gerade wenn keine medizinische Notwendigkeit besteht, ist es viel wichtiger, dass du lernst, auf die

Signale deines Körpers zu hören, anstatt ständig die Werte auf deiner App zu checken.

Was kannst du also tun, um deinen Blutzucker zurück ins Gleichgewicht zu bringen?

Die drei wichtigsten Schritte für einen stabilen Blutzucker

Schritt 1: Die richtige Kombination finden

Der Schlüssel zu einem stabilen Blutzucker liegt nicht im Verzicht auf bestimmte Lebensmittel, sondern in der richtigen Kombination der drei Makronährstoffe Proteine, Fette und Kohlenhydrate. Diese Balance ist entscheidend, um die Geschwindigkeit zu kontrollieren, mit der Glukose in deinen Blutkreislauf gelangt. Proteine sind deine wichtigsten Verbündeten für einen stabilen Blutzucker. Sie verlangsamen die Aufnahme von Kohlenhydraten, was zu einem sanfteren Anstieg des Blutzuckers führt. Zudem lösen Proteine kaum Insulinausschüttungen aus und geben dir ein langanhaltendes Sättigungsgefühl. Gesunde Fette spielen eine ebenso wichtige Rolle. Sie verlangsamen die Magenentleerung erheblich und sorgen dafür, dass die Glukose aus deiner Mahlzeit allmählich – statt schlagartig – in deinen Blutkreislauf gelangt. Fette wie in Avocados, Nüssen, Samen, Olivenöl und Fisch haben außerdem entzündungshemmende Eigenschaften, die deine Insulinsensitivität verbessern können. Bei Kohlenhydraten kommt es nicht nur auf die Menge, sondern auch auf die Qualität an. Komplexe (langsame) Kohlenhydrate, zum Beispiel aus Vollkornprodukten, Hülsenfrüchten und Gemüse, werden langsamer verdaut und führen zu einem sanfteren Blutzuckeranstieg im Vergleich zu schnellen Kohlenhydraten. Die Ballaststoffe in diesen Lebensmitteln fungieren wie ein natürliches Zeitfreisetzungssystem für Glukose: Es dauert länger, bis der in den Lebensmitteln enthaltene Zucker ins Blut abgegeben wird. Besonders wirkungsvoll sind lösliche Ballaststoffe wie sie in Haferflocken, Leinsamen, Chiasamen und vielen Gemüsesorten vorkommen.

Ballaststoffe für einen stabilen Blutzucker

Für einen stabilen Blutzuckerspiegel sind vor allem lösliche Ballaststoffe von großer Bedeutung. Sie binden Wasser, quellen im Verdauungssystem auf und verlangsamen so die Aufnahme von Zucker ins Blut. Dadurch steigt der Blutzuckerspiegel gleichmäßiger an und es kommt seltener zu starken Schwankungen. Lösliche Ballaststoffe sind unter anderem in Haferflocken, Äpfeln, Birnen und Zitrusfrüchten, in Hülsenfrüchten wie Linsen, Kichererbsen und Bohnen sowie in Leinsamen und Chiasamen und in Gemüsesorten wie Möhren, Brokkoli, Schwarzwurzel und Rosenkohl enthalten. Unlösliche Ballaststoffe spielen ebenfalls eine wichtige Rolle, vor allem für die Verdauung und für eine gesunde Darmflora, haben aber einen weniger direkten Einfluss auf den Blutzucker. Sie kommen vor allem in Vollkornprodukten, Nüssen, Kernen und Gemüseschalen vor.
Ballaststoffe sind also wichtig – aber wenn du zu viel davon zu dir nimmst, kann dies zu Blähungen, Bauchschmerzen, Völlegefühl oder Durchfall führen. Das gilt vor allem, wenn du die Zufuhr von jetzt auf gleich erhöhst oder wenn du zu wenig begleitend trinkst.

Das kannst du konkret tun: Versuche, bei jeder Mahlzeit eine Proteinquelle in der Größe deiner Handfläche zu integrieren – sei es Hühnchen, Fisch, Tofu, Hülsenfrüchte oder Eier. Integriere zudem eine Portion gesundes Fett in der Größe deines Daumens in jede deiner Mahlzeiten. Eine einfache Faustregel für eine blutzuckerstabilisierende Mahlzeitenzusammenstellung ist die »Teller-Methode«: Die Hälfte deines Tellers füllst du mit Gemüsesorten, die wenig Stärke enthalten (z. B. Blattgemüse, Brokkoli, Paprika, Zucchini etc.). Ein Viertel des Tellers ist für hochwertige Proteine reserviert. Das letzte Viertel teilen sich komplexe Kohlenhydrate und gesunde Fette.

Etwas anders stellt es sich dar, wenn du dich vegetarisch oder vegan ernährst. Ich selbst habe mich mehr als zehn Jahre vegetarisch ernährt und kann den ethischen Gedanken dahinter nur allzu gut nachvollziehen. Mein Problem war allerdings, dass ich in dieser Zeit viel zu wenig Proteine zu mir genommen habe. Milchprodukte wie Käse und Joghurt und sogar Eier reichen meist nicht aus, um den Proteinbedarf zu decken, und Hülsenfrüchte vertrug ich nicht gut. Als mir klar wurde, wie wichtig eine regelmäßige Proteinzufuhr für einen stabilen Blutzucker, ein hormonelles Gleichgewicht und damit mein Energielevel ist, begann ich wieder, Fleisch und Fisch in meine Mahlzeiten zu integrieren – bevorzugt aus regionalen Quellen und in Bioqualität (aber ich bin ganz ehrlich: nicht immer klappt das). Wenn du dich vegetarisch oder vegan ernährst, wird das Thema Proteine wahrscheinlich auch ein Thema für dich sein. Schau genau nach und prüfe, ob du wirklich zu jeder Mahlzeit ausreichend Proteine zu dir nimmst. Zwei Tipps dazu: Wenn du Hülsenfrüchte mehrere Stunden vor dem Kochen in Wasser einweichst (am besten über Nacht), sind sie deutlich besser verdaulich. Und im Zweifel hilft dir ein hochwertiges veganes Proteinpulver (ohne Farb-, Zusatz- und Süßstoffe!) dabei, deinen Proteinbedarf zu decken. Diese Pulver sind meist nicht besonders lecker (häufig schmecken sie sehr bitter) – aber mit guten Rezepten kannst du den Geschmack geschickt überdecken.

Schritt 2: Timing und Regelmäßigkeit beachten

Wenn es um einen stabilen Blutzucker geht, spielt nicht nur eine entscheidende Rolle, *was* du isst, sondern auch *wann*. Das Timing und die Regelmäßigkeit deiner Mahlzeiten haben einen großen Einfluss auf deinen Blutzuckerspiegel und damit auf deine Energie, deine Hormone und dein allgemeines Wohlbefinden. Wenn du zu unregelmäßig isst bzw. sehr lange Pausen zwischen den Mahlzeiten lässt, können Blutzuckerschwankungen auftreten – unabhängig davon, welche Nahrungsmittel du isst. Eine der wichtigsten Strategien für einen stabilen Blutzucker ist daher das Einhalten relativ regelmäßiger Mahlzeitenabstände. Wie lang eine »zu lange« Mahlzeitenpause ist, ist je nach Person, Aktivitätsniveau etc. sehr unterschiedlich – aber anhand deiner körperlichen Signale wirst du bald wissen, welche Abstände ideal für dich persönlich sind. Meine Erfahrung ist, dass Menschen mit Zyklus vor allem von einem nährstoffreichen und blutzuckerstabilisierenden Frühstück innerhalb der ersten ein bis zwei Stunden nach dem Aufwachen profitieren.

Das kannst du konkret tun: Schau dir an, wie regelmäßig und zu welchen Tageszeiten du isst. Du kriegst vor allem morgens nichts runter? Starte mit einer flüssigen Mahlzeit, v.a. wenn du jahrelang zum Team »kein Frühstück« gehört hast. Es gibt tolle Rezepte für blutzuckerstabilisierende Frühstücks-Shakes (eines davon findest du im Kapitel »Rezepte für mehr Energie« ab S. 181). Baue über den Tag verteilt nicht nur drei Hauptmahlzeiten, sondern ggf. auch hochwertige Snacks ein, um deinen Blutzucker vor rapiden Abfällen zu schützen. Ideale Kombinationen sind (wenn sie vertragen werden) Nüsse bzw. Mandeln und ein kleines Stück Obst. Ich selbst snacke dreimal am Tag: zwischen Frühstück und Mittagessen, zwischen Mittagessen und Abendessen und zwischen Abendessen und Schlafenszeit.

Schritt 3: Versteckte Blutzucker-Treiber identifizieren

Selbst mit einer perfekten Nährstoffkombination und optimalem Timing kannst du immer noch mit starken Blutzuckerschwankungen kämpfen, wenn du die versteckten Blutzucker-Treiber in deiner Ernährung nicht identifiziert hast. Diese heimlichen Saboteure können selbst die beste Ernährungsstrategie untergraben und dich im Kreislauf von Energieschwankungen gefangen halten. Einer der am meisten unterschätzten Blutzucker-Treiber ist zugesetzter Zucker. Er versteckt sich in zahllosen verarbeiteten Lebensmitteln – von Salatdressings über Soßen bis hin zu Brot und vermeintlich gesunden Müsliriegeln. Was viele nicht wissen: Zucker hat über 60 verschiedene Namen auf Lebensmitteletiketten, darunter Maltodextrin, Dextrose, Glukosesirup oder Reissirup. All diese Zuckerformen führen – zumindest, wenn du sie ohne gleichzeitige Protein- und Fettzufuhr zu dir nimmst – zu einem schnellen Blutzuckeranstieg und anschließendem Blutzuckerabfall. Auch »gesunde« oder »natürliche« Süßungsmittel wie Agavendicksaft, Honig, Kokosblütenzucker oder Ahornsirup lassen deinen Blutzucker stark ansteigen, wenn sie isoliert gegessen werden. Kombiniere auch sie daher immer mit Proteinen und gesunden Fetten. Das Gleiche gilt für Getränke wie Smoothies, Säfte bzw. Saftschorlen und Kaffee. Der blutzuckersteigernde Effekt kann besonders stark sein, wenn du diese Getränke auf nüchternen Magen trinkst. Aber auch Weißmehlprodukte, weißer Reis und stark verarbeitete Snacks werden im Körper nahezu genauso schnell in Zucker umgewandelt wie reiner Haushaltszucker. Was viele überrascht: Auch einige Vollkornprodukte können bei manchen Menschen zu einem unerwartet starken Blutzuckeranstieg führen, besonders wenn sie fein gemahlen sind (wie bei vielen Vollkornbroten und -crackern).

Das kannst du konkret tun: Schau in deinem Vorratsschrank und im Kühlschrank nach versteckten Zuckern. Nimm dir dafür die Liste mit den verschiedenen Namen für Zucker und künstliche Süßstoffe zur Hand, die du unter www.reginaahrens.de/buch/low-battery oder über den QR-Code unten findest. Frage dich: Wie fühlst du dich nach dem Verzehr dieser zuckerreichen Lebensmittel? Wie könntest du diese Lebensmittel durch gesündere Alternativen ersetzen oder ihre Wirkung auf den Blutzuckerspiegel abschwächen, indem du sie mit Proteinen und Fetten zusammen isst? Wichtig an dieser Stelle: Es geht nicht darum, (Haushalts-)Zucker komplett aus deiner Ernährung zu streichen! Aber ein bewusster Umgang damit ist sehr hilfreich, wenn du deinen Blutzucker stabilisieren möchtest, um deine Hormone zurück ins Gleichgewicht zu bringen und wieder mehr Energie zu haben.

Melanie

Melanie kam zu mir, weil sie trotz eines gesunden Lebensstils unter einem extremen Energiedefizit litt und ständig müde war. Als selbstständige Grafikdesignerin und Mutter einer 5-jährigen Tochter brauchte sie mentale Klarheit und kreative Energie. Doch in den letzten zwei Jahren hatte sich ein beunruhigendes Muster entwickelt. Sie beschrieb es als »Berg- und Talfahrt«: Nach dem Frühstück fühlte sie sich kurz energiegeladen, nur um gegen 11 Uhr in ein tiefes Energieloch zu fallen. Dasselbe wiederholte sich nach dem Mittagessen, und am Nachmittag griff sie regelmäßig zu Kaffee und Süßigkeiten, um ihren Arbeitstag überhaupt zu überstehen. Was sie besonders störte: Trotz regelmäßiger Bewegung und bewusster Ernährung nahm sie kontinuierlich zu, besonders am Bauch – ein klassisches Zeichen für Blutzuckerprobleme.

»Ich esse doch schon so gesund«, sagte sie bei unserem ersten Gespräch verzweifelt. »Morgens Vollkornmüsli mit frischem Obst, mittags eine große Schüssel Quinoa mit Gemüse, zwischendurch Smoothies und Obst. Wieso bin ich trotzdem ständig so müde?« Mit meiner Unterstützung identifizierten wir drei Kernbereiche, die zu Melanies Blutzuckerchaos beitrugen:

Erstens war ihre Makronährstoffzusammensetzung zu kohlenhydratlastig, mit zu wenig Proteinen und gesunden Fetten. Ihr vermeintlich gesundes Frühstück aus Vollkornmüsli mit Früchten ließ ihren Blutzucker rasant ansteigen, was den anschließenden Absturz und die Erschöpfung erklärte. Zweitens aß sie zu selten und in zu großen Abständen. Zwischen Frühstück und Mittagessen lagen oft 5–6 Stunden, in denen ihr Blutzucker so stark abfiel, dass ihr Körper mit Stresshormonausschüttung reagierte. Drittens enthielt ihre Ernährung versteckte Blutzucker-Treiber, die sie nie als solche erkannt hatte: der tägliche Cappuccino auf nüchternen Magen, die »gesunden« Fruchtsmoothies und die als Belohnung genutzten Trockenfrüchte.

Nachdem wir mehr Proteine in *alle* ihre Mahlzeiten integriert, ausgewogene Snacks eingeplant und ihre Blutzucker-Trigger identifiziert hatten, stieg Melanies Energielevel, während ihr Bauchumfang sich langsam, aber sicher verringerte.

»Was mich am meisten überrascht hat«, sagte Melanie in unserem Abschlussgespräch nach drei Monaten, »ist, wie einfach die Veränderungen eigentlich waren. Ich esse nicht weniger, sondern nur anders zusammengesetzt. Ich habe nicht das Gefühl, zu verzichten – im Gegenteil, ich genieße mein Essen mehr denn je, weil es mich jetzt wirklich sättigt.«

Melanies Geschichte zeigt, welche unmittelbaren Auswirkungen eine Stabilisierung des Blutzuckers auf dein Energielevel haben kann. Dein Energielevel wird allerdings nicht nur dadurch beeinflusst, wie stabil du deinen Blutzucker im Tagesverlauf hältst. Da deine Sexualhormone den Stoffwechsel beeinflussen, sollten wir uns auch anschauen, wie wir eine zyklusbewusste Ernährung nutzen können, um eine Blutzucker-Achterbahn zu vermeiden und so das Hormonsystem zu stabilisieren.

Ready für eine kulinarische Reise durch deinen Zyklus? Dann lass uns starten!

Female Food – so passt du deine Ernährung an deinen Zyklus an

Eines möchte ich vorab betonen: Dein Zyklus ist das Natürlichste auf der Welt. Ihn zu kennen und mit ihm zu arbeiten ist genauso wichtig wie zu wissen, wann du hungrig bist oder wann es Zeit ist, ins Bett zu gehen. Unser Alltag ist allerdings meist sehr stark an unserem zirkadianen Rhythmus orientiert und lässt uns häufig wenig Raum dafür, den Zyklus – also den infradianen Rhythmus – bewusst zu leben. Wenn ich mit Menschen aus meinem Umfeld darüber spreche, dass ich mich zyklusbewusst ernähre, kommt häufig als erste Reaktion ein ungläubiges »Was? Das muss ja wahnsinnig kompliziert sein!« Nein, ist es nicht. Zumindest nicht, wenn du ungefähr weißt, wie dein Zyklus funktioniert, eine Idee davon hast, in welcher Zyklusphase du dich gerade befindest und vor allem, wenn du zum ersten Mal die Effekte, die eine zyklusbewusste Ernährung auf dein Energielevel haben kann, selbst erlebt hast (glaub mir – dann willst du dich nie wieder zyklus*un*bewusst ernähren wollen!).

Wie du deine Zyklusphasen erkennst

Über die vier Phasen deines Zyklus haben wir schon zuvor gesprochen. Wenn du jahrelang hormonell verhütet hast oder dein Zyklus unregelmäßig ist, fällt es dir aber vielleicht dennoch schwer zu bestimmen, in welcher Zyklusphase du dich gerade befindest. Die **Menstruationsphase** lässt sich meist recht eindeutig bestimmen (schließlich dürfte dir nicht entgehen, dass du blutest). Der erste Tag nach Ende der Menstruationsblutung ist der Eintritt in die **Follikelphase**. Es kann sein, dass du in dieser Phase viele Ideen hast, Lust darauf, Neues auszuprobieren, und dich frei und unbelastet fühlst. Manche Frauen merken, dass die **Eisprungphase** naht, weil sich ihr Hautbild verändert, die Libido steigt oder sie das Gefühl haben, Bäume ausreißen zu können. Auch ein durchsichtiger Zervixschleim und/oder ein leichtes Ziehen im Unterbauch kann ein Hinweis darauf sein, dass du dich in der Eisprungphase befindest. Dass sie in der **Lutealphase** sind, merken viele Frauen daran, dass sie mehr Appetit haben (der Stoffwechsel ist in dieser Phase schneller!) oder sich zunehmend nach Ruhe sehnen. Auf körperlicher Ebene zeigt eine erhöhte Basaltemperatur an, dass du dich in der Lutealphase befindest. Vielleicht ist dir wärmer als sonst.

Dass die Arbeit mit dem Zyklus etwas ganz Natürliches ist (und kein neumodisches Blabla), zeigt auch die Tatsache, dass sie sogar in der Traditionellen Chinesischen Medizin (TCM) einen festen Platz hat, wie uns Sandra Bürklin zeigt.

Exkurs: Zyklusgesundheit mit TCM

Von Dr. med. Sandra Bürklin, Ärztin für Traditionelle Chinesische Medizin und Fachärztin für Neurologie

In der Traditionellen Chinesischen Medizin (TCM) wird der weibliche Zyklus als ein feiner, natürlicher Rhythmus verstanden, der eng mit den Bewegungen von Yin und Yang, den Jahreszeiten und den Elementen verbunden ist. Jede Phase des Zyklus bringt unterschiedliche energetische Qualitäten mit sich, die gezielt unterstützt werden können, um Wohlbefinden, Fruchtbarkeit und hormonelle Balance zu fördern. Durch bewusste Ernährung, angepasste Bewegung und gezielte Lebensstilpflege lassen sich Beschwerden lindern und die innere Balance stärken. Diese Empfehlungen gibt es aus TCM-Sicht für die einzelnen Zyklusphasen:

Follikelphase – Yang-Aufbau

In der Follikelphase steigt die Yang-Energie auf. Der Körper sammelt neue Kraft, bereitet sich auf den Eisprung vor und aktiviert seine Aufbaumechanismen. In dieser Phase fühlen sich viele Frauen energiegeladener, motivierter und kreativer. Leichte, aktivierende Lebensmittel wie frisches Gemüse, Vollkornprodukte, Hülsenfrüchte, Nüsse, Samen, mageres Fleisch und Eier nähren das aufsteigende Yang laut TCM-Lehre und unterstützen die Follikelreifung.

Eisprungphase – Höhepunkt der Yang-Energie

Mit dem Eisprung erreicht die Yang-Energie ihren Höhepunkt. Körperlich wie emotional ist jetzt die aktivste Zeit des gesamten Zyklus. Klarheit, Durchsetzungskraft und soziale Offenheit sind besonders ausgeprägt. Erfrischende und belebende Lebensmittel wie Zitrusfrüchte, Beeren und grünes Blattgemüse helfen, die intensive Yang-Energie auszugleichen. Ingwer, frische Kräuter und grüner Tee können die Vitalität zusätzlich stärken.

Lutealphase – Yin-Aufbau

Nach dem Eisprung kehrt der Körper langsam wieder zur Ruhe zurück. Yin-Energie beginnt erneut, sich aufzubauen. Viele Frauen spüren in dieser Phase ein zunehmendes Bedürfnis nach Rückzug, Erdung und emotionaler Stabilität. Wärmende, nährende Speisen wie Süßkartoffeln, Kürbis, Wurzelgemüse, Vollkornprodukte, warme Suppen, Haferflocken sowie Nüsse und Samen stärken die Yin-Energie und unterstützen die hormonelle Balance.

Menstruationsphase – Yin-Zeit

Während der Menstruation dominiert die Yin-Energie. Der Körper befindet sich in einem Prozess des Loslassens und der Reinigung. Diese Phase verlangt nach besonderer Achtsamkeit, Wärme und Erholung. Ruhe und Rückzug sind jetzt besonders heilsam, um dem Körper die Möglichkeit zu geben, sich zu regenerieren. Wärmende und leicht verdauliche Speisen wie Suppen, Brühen und Reisbrei unterstützen laut TCM-Lehre die Blutbildung und erleichtern den Energiefluss. Lebensmittel wie gekochtes Gemüse, Haferflocken, warme Getränke und blutstärkende Nahrungsmittel wie Datteln, schwarze Linsen oder Fleisch sind besonders wertvoll. Kalte und rohe Speisen sollten vermieden werden, um die Körpermitte nicht zusätzlich zu belasten.

Wichtig ist an dieser Stelle: Um dich zyklusbewusst zu ernähren, ist es nicht wichtig, dass du *exakt* weißt, in welcher Zyklusphase du dich befindest. Es ist unwichtig, ob du dich am letzten Tag deiner Follikelphase befindest oder am ersten Tag deiner Eisprungphase. Es geht eher darum, dass du ein Gefühl für deinen Zyklus entwickelst. Konkret bedeutet das: Du *kannst* deinen Zyklus tracken (mit einem einfachen Zyklus-Tagebuch oder mit einer App), du *musst* es aber nicht! Eine ungefähre Einordnung reicht völlig aus, zumal die Phasen ineinander übergehen und die Grenzen z. T. auch willkürlich gezogen bzw. fließend sind. Lies dir einfach auf den folgenden Seiten durch, welche Lebensmittel ich für die einzelnen Phasen empfehle, und lasse dann dein Bauchgefühl entscheiden, ob sie sich für die Phase, in der du aktuell bist, stimmig anfühlen.

Und noch etwas: Es gibt keine Zyklus-Polizei! Wenn du, nachdem du die folgenden Abschnitte gelesen hast, eigentlich in der Follikelphase bist, aber Lebensmittel isst, die ich für die Eisprungphase empfehle, dann ist das kein Drama! Sich zyklusbewusst zu ernähren, heißt, den Anteil der Lebensmittel, die deinem Körper in der jeweiligen Zyklusphase guttun, so weit es geht zu erhöhen. Es ist damit aber kein Verbot verbunden, Lebensmittel aus anderen Zyklusphasen zu essen!

Du würdest dich gern zyklusbewusst ernähren, hast aber keinen (regelmäßigen) Zyklus? Kein Problem. Die Empfehlungen auf den nächsten Seiten kannst du auch anwenden, wenn du z. B. keinen Zyklus mehr hast, weil du in den Wechseljahren oder in der Post-Menopause bist oder weil du hormonell verhütest (sprich im Zweifelsfall mit deinem behandelnden Arzt oder mit deiner behandelnden Ärztin). Mein Tipp: Mache es dir leicht und teile den Monat einfach in vier Wochen ein. In der ersten Woche setzt du die Empfehlungen für die Follikelphase um, in der zweiten Woche die Empfehlungen für die Eisprungphase und so weiter. Oder du orientierst dich an den Mondphasen (zunehmender Mond entspricht der Follikelphase, Vollmond der Eisprungphase, abnehmender Mond der Lutealphase und Neumond der Menstruationsphase). Viele Frauen ohne Zyklus finden diese Art der Ernährung sehr hilfreich und intuitiv. Der Vorteil ist, dass du ein breites Spektrum an Nährstoffen und Zubereitungsformen abdeckst und deinen Körper so optimal versorgen kannst.

Eventuell fragst du dich, ob diese Art der Ernährung auch für Männer oder Kinder geeignet ist. Diese Frage wird mir superhäufig gestellt – verständlicherweise. Denn viele Menschen befürchten, dass sie doppelt so viel Zeit mit Kochen verbringen müssen, wenn sie sich zyklusbewusst ernähren (weil sie für alle anderen Menschen, z. B. Partner oder Kinder »normal«, d.h. zyklus*un*bewusst kochen müssten). Meine klare Aussage dazu: Alle Menschen profitieren grundsätzlich von einer blutzuckerstabilisierenden und auf natürlichen Lebensmitteln basierenden Ernährung. Natürlich ist der individuelle Bedarf je nach Alter, Körpergewicht, Aktivitätsniveau etc. sehr unterschiedlich – aber die Grundprinzipien, die du bisher in diesem Kapitel kennengelernt hast, sind übertragbar auch auf Personen, die keinen Zyklus haben (und auch nie einen haben werden). Meine Empfehlungen zur *zyklus*basierten Ernährung sind zwar speziell für Menschen mit Zyklus entwickelt. Sie berücksichtigen die hormonellen Schwankungen im Zyklusverlauf und die damit einhergehenden Veränderungen des Stoffwechsels und des Nährstoffbedarfs. Sie für die gesamte Familie zu nutzen, ist aber trotzdem völlig in Ordnung – und zwar nicht nur aus pragmatischer Sicht: Eine zyklusbewusste Ernährung wie ich sie für mich selbst und meine Familie umsetze, bringt den Vorteil mit sich, dass eine große Bandbreite an Nährstoffen und Zubereitungsformen abgedeckt wird. Kurz gesagt: Menschen mit Zyklus profitieren am meisten von einer zyklusbewussten Ernährung. Und Menschen ohne Zyklus schadet sie nicht.

Aber jetzt lass uns eine Reise durch die vier Phasen des Zyklus machen und uns anschauen, wie du deine Ernährung nutzen kannst, um mehr Energie zu haben – und zwar in *allen* Zyklusphasen.

Hinweis: Die Abschnitte zu den einzelnen Zyklusphasen sind genau gleich aufgebaut, sodass es egal ist, bei welcher Zyklusphase du anfängst zu lesen. Vielleicht startest du mit der Zyklusphase, in der du dich gerade befindest. Oder du beginnst bei der Phase, in der du dich üblicherweise am wenigsten wohl fühlst.

Female Food in der Follikelphase – dein hormoneller Frühling

In der Follikelphase hat dein Körper einen vergleichsweise niedrigen Energiebedarf – leichte, nährstoffreiche Lebensmittel sind jetzt ideal. Wenn du dich zyklusbewusst ernährst, kann deine Ernährung in der Follikelphase folgende Effekte haben:

- Sie stärkt die Darmflora und unterstützt so die natürlichen Entgiftungsprozesse in deinem Körper.
- Sie fördert eine optimale Eizellenqualität und erhöht damit die Chance eines Eisprungs. Du magst jetzt denken: »Das ist doch nur wichtig, wenn man schwanger werden will.« Aber das ist falsch. Der Eisprung ist entscheidend dafür, wie dein weiterer Zyklus verläuft und wie du dich in den anschließenden Zyklusphasen (Lutealphase und Menstruationsphase) fühlst. Der Zusammenhang ist ganz einfach: Kein Eisprung = kein Gelbkörper = kein Wohlfühlhormon Progesteron. Wenn du dich gegen Ende des Zyklus in der Luteal- oder Menstruationsphase schlecht fühlst, liegt die Ursache dafür also häufig in der ersten oder zweiten Zyklusphase.

Besonders wertvoll für dich in dieser Zeit sind: Gemüse in Hülle und Fülle, zum Beispiel Brokkoli, Fenchel, Erbsen, Karotten. Mungbohnen und andere Hülsenfrüchte reinigen und unterstützen deinen Darm auf natürliche Weise. Fermentierte Lebensmittel wie Sauerkraut, Kimchi, Naturjoghurt und andere fermentierte Speisen fördern ebenfalls die hormonelle Balance in der Follikelphase, weil sie deine Darmflora stärken.

Achte darüber hinaus in der Follikelphase gezielt auf Lebensmittel, die reich an Vitamin A (Eier, Leber, Milchprodukte) und Vitamin C (Zitrusfrüchte) sind. Diese Nährstoffe sind besonders wichtig, weil sie sowohl deine Eizellenqualität als auch deinen Darm unterstützen. Koche diese Lebensmittel nur kurz oder dünste sie, damit der Vitamingehalt erhalten bleibt. Außerdem dürfen Sprossen, wie zum Beispiel Mungbohnensprossen und Kresse jetzt regelmäßig auf deinem Speiseplan stehen – sie sind wahre Nährstoffbomben und passen perfekt zum »Frühlings-Charakter« dieser Zyklusphase. Bevorzuge in der Follikelphase Lebensmittel mit niedriger glykämischer Last, die deinen Blutzuckerspiegel nur sanft ansteigen lassen.

Glykämische Last und glykämischer Index

Der glykämische Index (GI) und die glykämische Last (GL) sind zwei Kennzahlen, die beschreiben, wie stark ein Lebensmittel den Blutzuckerspiegel beeinflusst – jedoch auf unterschiedliche Weise. Der **glykämische Index** gibt an, wie schnell die Kohlenhydrate in einem Lebensmittel in Glukose umgewandelt und ins Blut aufgenommen werden. Ein hoher GI bedeutet, dass der Blutzucker rasch ansteigt, was eine schnelle und hohe Insulinausschüttung zur Folge hat. Lebensmittel mit niedrigem GI lassen den Blutzuckerspiegel dagegen langsamer und gleichmäßiger steigen, was den Insulinbedarf reduziert und das hormonelle Gleichgewicht unterstützen kann.

Die **glykämische Last** ist eine daran angelehnte Kennzahl: Sie berücksichtigt nicht nur die Geschwindigkeit des Blutzuckeranstiegs, sondern auch die tatsächlich enthaltene Menge an Kohlenhydraten in einer typischen Portion. Damit liefert sie ein realistischeres Bild der Blutzuckerwirkung eines Lebensmittels. So kann ein Lebensmittel zwar einen hohen GI haben, aber aufgrund der geringen Menge, die du üblicherweise davon zu dir nimmst, insgesamt eine niedrige GL aufweisen.

In der Praxis sind GI und GL allerdings nur grobe Richtwerte, weil sie einzelne Lebensmittel isoliert betrachten. In echten Mahlzeiten werden aber meist mehrere Lebensmittel miteinander kombiniert. Auch die Zubereitungsart oder der Reifegrad eines

Lebensmittels haben Auswirkungen auf die Werte. Dadurch kann ein Lebensmittel mit einem hohen glykämischen Index bzw. einer hohen glykämischen Last in Kombination mit anderen Lebensmitteln deutlich »sanfter« auf den Blutzucker wirken – oder umgekehrt. Entscheidend ist daher die Gesamtzusammensetzung der Mahlzeit, nicht der Zahlenwert eines einzelnen Lebensmittels.

Auf einen Blick

Die perfekte Mahlzeit in der Follikelphase kombiniert immer

- Hochwertige Proteine: In dieser Phase besonders empfehlenswert sind Eier, Hähnchenfleisch und Forelle. Wenn du dich vegetarisch oder vegan ernährst, können Hülsenfrüchte oder hochwertiges Reisproteinpulver (ohne Farb-, Konservierungs- und Süßstoffe) eine Alternative sein.
- Gesunde Fette: Vor allem Avocados, Cashewkerne und Paranüsse passen energetisch hervorragend in diese Zyklusphase.
- Komplexe Kohlenhydrate: Vollkorngetreide wie Hafer, Weizen, Roggen und Gerste liefern dir nachhaltige Energie und wichtige Ballaststoffe.

Wichtig: Kohlenhydrate sollten in jeder Mahlzeit enthalten sein, aber nicht den Hauptanteil ausmachen. Eine ausgewogene Verteilung der Makronährstoffe unterstützt einen stabilen Blutzuckerspiegel und damit deine hormonelle Balance optimal.

Ein Frühstücksrezept für die Follikelphase findest du im Kapitel »Vom Lesen ins Leben – so wird's Alltag«, S. 181.

Praktische Umsetzung. Starte jeden Morgen mit einem Glas Zitronenwasser, idealerweise mit frisch geriebenem Ingwer und optional einigen Minzblättern. Dieses einfache Getränk unterstützt deine Leber bei der Entgiftung, regt deinen Stoffwechsel an und versorgt dich mit Vitamin C – der perfekte Start in den Tag während der Follikelphase. Wenn ich daran denke, säe ich manchmal schon in der Menstruationsphase Kresse aus, damit sie zu Beginn der Follikelphase erntereif ist. Wenn du magst, kannst du auch Mungbohnensprossen vorbereiten. Die Sprossen kannst du dann vielseitig in deine täglichen Mahlzeiten integrieren. An hektischen Tagen greife ich beim Mittag- oder Abendessen zu einer einfachen Kombination aus knackigem Salat, einem pochierten Ei oder Spiegelei und einem Stück Vollkornbrot oder zu proteinreichen Erbsennudeln mit etwas Gemüse und Avocado. Eine Handvoll Cashewkerne, kombiniert mit einer saftigen Orange, ist mein idealer Snack für die Follikelphase.

Reflexion. Dein persönlicher Weg in der Follikelphase

Nimm dir einen Moment Zeit und frage dich:

- Welche dieser Empfehlungen fühlt sich für mich intuitiv richtig an?

  ____

  ____

- Welchen Aspekt möchte ich als Erstes in meinen Alltag integrieren?

  ____

  ____

- Wann genau werde ich beginnen, diese Anpassungen umzusetzen?

  ____

  ____

Zusammenfassung. Die Essenz der Follikelphasen-Ernährung

- Die Follikelphase entspricht deinem inneren Frühling – eine Zeit des Neubeginns und der aufkeimenden Energie, ideal für frische, kurz gegarte oder gedünstete Lebensmittel.

- In dieser Phase profitiert dein Körper von einer hohen Menge an Ballaststoffen zur Darmreinigung, ausreichend Vitamin C und Selen zur Unterstützung der Entgiftungsprozesse.
- Deine Basics für diese Phase sind: reichlich grünes Gemüse, Zitronenwasser, Eier und fermentierte Lebensmittel wie Sauerkraut für eine gesunde Darmflora.

Female Food in der Eisprungphase – dein hormoneller Sommer

In der Eisprungphase profitiert dein Körper von sommerlich-leichten Mahlzeiten. Rohes Obst und Gemüse, bittere Lebensmittel und Antioxidantien sind jetzt ideal für dich. Wenn du dich zyklusbewusst ernährst, kann deine Ernährung in der Eisprungphase folgende Effekte haben:

- Sie fördert den Eisprung und hilft dir entweder dabei, schwanger zu werden oder eine unkomplizierte zweite Zyklushälfte (Lutealphase und Menstruationsphase) zu erleben.
- Sie stärkt deine Leber und unterstützt so die Ausleitung von Gift- und Abfallstoffen sowie von überschüssigen Östrogenen aus deinem Körper. Dies ist besonders wichtig, um eine Östrogendominanz zu verhindern.

Besonders wertvoll für dich in dieser Zeit sind bittere Lebensmittel wie Rosenkohl, Chicorée, Löwenzahn und Spargel. Achte in der Eisprungphase gezielt auf Lebensmittel, die reich sind an Vitamin C (Zitrusfrüchte, Beeren und Paprika) und Vitamin E (Mandeln, Leinsamen, Sonnenblumenkerne). Sie unterstützen die Entgiftungsfunktion deiner Leber. Pseudogetreide wie Amaranth und Quinoa sorgen dafür, dass dein Blutzuckerspieegel nicht zu stark ansteigt.

Wenn du kannst, iss dein Obst und Gemüse in dieser Phase roh, um den maximalen Nährstoffgehalt zu erhalten. Bevorzuge in der Eisprungphase Lebensmittel mit einem niedrigen glykämischen Index, die deinen Blutzuckerspiegel nur sanft ansteigen lassen, um eine Östrogendominanz zu verhindern.

Auf einen Blick

Die perfekte Mahlzeit in der Eisprungphase kombiniert immer

- Hochwertige Proteine: In dieser Phase besonders empfehlenswert sind Lachs und Lammfleisch, Mandeln und Nüsse.
- Gesunde Fette: Kürbiskernöl, Leinsamenöl und Mandelöl sind ideal (aber auch Olivenöl ist in Ordnung).
- Komplexe Kohlenhydrate: Wähle Lebensmittel, die zwar Kohlenhydrate enthalten, aber einen niedrigen glykämischen Index aufweisen (z. B. Quinoa) und/oder zudem reichlich Antioxidantien enthalten (z. B. Heidelbeeren).

Wichtig: Kohlenhydrate sollten in jeder Mahlzeit enthalten sein, aber in der Eisprungphase einen geringeren Anteil ausmachen als in den anderen Zyklusphasen. Eine ausgewogene Verteilung der Makronährstoffe unterstützt einen stabilen Blutzuckerspiegel und damit deine hormonelle Balance optimal.

Ein Frühstücksrezept für die Eisprungphase findest du im Kapitel »Vom Lesen ins Leben – so wird's Alltag«, S. 182.

Praktische Umsetzung. Starte jeden Morgen mit einem Glas kühlendem Gurkenwasser – einfach über Nacht Gurkenscheiben in Wasser ziehen lassen und am Morgen mit einem Spritzer Zitronensaft genießen. Dieses erfrischende Getränk unterstützt deine Hydration, kühlt deinen Körper und liefert wertvolle Mineralstoffe – perfekt für die Eisprungphase. Ich bereite mir häufig gegen Ende der Follikelphase eine große Portion Quinoa oder Amaranth zu, die ich dann als Basis für schnelle, nährstoffreiche Mahlzeiten während der Eisprungphase nutze. Außerdem versuche ich, immer frisches Gemüse und Obst bereitzuhalten, da mein Körper in dieser Phase besonders von der Frische und den Antioxidantien profitiert. An hektischen Tagen greife ich als Snack zwischen den Mahlzeiten meist zu einer einfachen Kombination aus Skyr mit frischen Beeren und einem Teelöffel Mandelmus. Eine kleine Handvoll Mandeln und ein paar Erdbeeren oder anderes Obst der Saison ist ein weiterer idealer Snack für die Eisprungphase. Die Eisprungphase ist aus meiner Sicht die unkomplizierteste Phase: Gemüse waschen, ggf. schälen und schneiden, vorgekochte Protein- und Kohlenhydratquelle dazu – fertig.

Reflexion. Dein persönlicher Weg in der Eisprungphase

Nimm dir einen Moment Zeit und frage dich:

- Welche dieser Empfehlungen fühlt sich für mich intuitiv richtig an?

  ____

  ____

- Welchen Aspekt möchte ich als Erstes in meinen Alltag integrieren?

  ____

  ____

- Wann genau werde ich beginnen, diese Anpassungen umzusetzen?

  ____

  ____

Zusammenfassung. Die Essenz der Eisprungphasen-Ernährung

- Die Eisprungphase entspricht deinem inneren Sommer – eine Zeit der Energie, Kraft und des Strahlens, ideal für frische und kühlende Lebensmittel.
- In dieser Phase benötigst du besonders viele Antioxidantien zur Unterstützung der Entgiftungsfunktion deiner Leber, um eine Östrogendominanz zu vermeiden.
- Deine Basics für diese Phase sind: reichlich frisches Obst und Gemüse, kühlende Getränke und bittere Lebensmittel.

Female Food in der Lutealphase – dein hormoneller Herbst

In der Lutealphase ist auf natürliche Art und Weise dein Energiebedarf am höchsten, da der Stoffwechsel aufgrund der erhöhten Basaltemperatur schneller ist als in den anderen Zyklusphasen. Eine erhöhte Zufuhr von komplexen Kohlenhydraten ist jetzt ideal für dich. Wenn du dich zyklusbewusst ernährst, kann deine Ernährung in der Lutealphase folgende positive Effekte haben:

- Sie unterstützt deinen erhöhten Energiebedarf und verhindert so Blutzuckertiefs. Da dein Stoffwechsel in dieser Phase erhöht ist, brauchst du mehr Kalorien, um deinen Bedarf zu decken, ohne einen Blutzuckerabfall zu riskieren. Kaloriendefizite und damit verbundene Blutzuckerschwankungen in der Lutealphase können sich zum Beispiel in Heißhungerattacken und Stimmungsschwankungen äußern.
- Sie fördert die Produktion von Serotonin und Progesteron und stärkt dein Nervensystem für emotionale Ausgeglichenheit und guten Schlaf.

Besonders wertvoll für dich in dieser Zeit sind nährende, wärmende Lebensmittel, die deine Muskeln und deine Nerven entspannen und dir gleichzeitig genug Energie für diese Phase bereitstellen. Integriere gerne Hirse, Äpfel, Kürbis, Süßkartoffeln und andere Wurzelgemüse in deine Mahlzeiten. Aber auch Lebensmittel wie Rindfleisch, Kabeljau und Kichererbsen fördern die hormonelle Balance in der Lutealphase.

Achte darüber hinaus in der Lutealphase gezielt auf Lebensmittel, die viel Vitamin B enthalten (z. B. tierische Produkte, aber auch Vollkornprodukte und Hülsenfrüchte). Magnesiumhaltige Lebensmittel entspannen in dieser Phase deine Muskeln und dein Nervensystem und sind daher ebenfalls sehr förderlich. Magnesium ist z. B. in Mandeln, aber auch in dunkler Schokolade bzw. Kakao enthalten. Achte in der Lutealphase darauf, dass deine Mahlzeiten einen höheren Anteil an Kohlenhydraten aufweisen als in den anderen drei Zyklusphasen. So vermeidest du Blutzuckertiefs durch künstliche Kaloriendefizite und schützt deinen Körper vor der übermäßigen Ausschüttung von Stresshormonen. Merke dir: Je mehr Stresshormone in deinem Körper vorhanden sind, desto weniger gut kann dein Wohlfühlhormon Progesteron gebildet werden bzw. an deine Zellen andocken und seine beruhigende Wirkung entfalten.

Auf einen Blick

Die perfekte Mahlzeit in der Lutealphase kombiniert immer:

- Hochwertige Proteine: In dieser Phase besonders empfehlenswert sind Rindfleisch, Kabeljau und Sonnenblumenkerne. Wenn du vegetarisch oder vegan lebst, sind (über Nacht eingeweichte) Hülsenfrüchte oder hochwertiges Reisproteinpulver (ohne Farb-, Konservierungs- und Süßstoffe) eine Alternative.
- Gesunde Fette: Walnüsse, Sesam und Pinienkerne (bzw. das Öl daraus) halten dich länger satt.
- Komplexe Kohlenhydrate: Süßkartoffeln, Hirse und Vollkornreis liefern langanhaltende Energie.

Wichtig: Kohlenhydrate sollten in jeder Mahlzeit enthalten sein und in der Lutealphase einen größeren Anteil ausmachen als in den anderen drei Zyklusphasen. Achte dennoch darauf, zusätzlich zu den komplexen Kohlenhydraten immer auch reichlich Ballaststoffe (v. a. in Form von Gemüse), Proteine und Fette zu dir zu nehmen. Eine ausgewogene Verteilung der Makronährstoffe unterstützt einen stabilen Blutzuckerspiegel und damit deine hormonelle Balance optimal.

Ein Frühstücksrezept für die Lutealphase findest du in Kapitel »Vom Lesen ins Leben – so wird's Alltag«, S. 182.

Praktische Umsetzung. Ofengemüse ist mein Lieblingsgericht in dieser Zyklusphase. Es ist super unkompliziert zu kochen (Gemüse waschen, kleinschneiden, mit etwas Olivenöl beträufeln, salzen, pfeffern und auf einem Backblech ausbreiten und danach ca. 20 Minuten bei 180–200°C in den vorgeheizten Ofen) und die Röstaromen sind für mich das ideale Comfort Food in der Lutealphase. Sie passen perfekt zum »Herbst-Charakter« dieser Zyklusphase. Meist gebe ich noch eine Proteinkomponente (z.B. Feta-Käse, Sonnenblumenkerne, Hackfleisch, Fisch) direkt mit auf das Backblech. Mir hilft die Kombination aus den komplexen Kohlenhydraten und den hochwertigen Proteinen dabei, Heißhungerattacken vorzubeugen und mich nicht mit Süßigkeiten vollzustopfen. Starte den Tag mit einem Pfefferminztee, wenn du magst mit ein wenig Honig und einer Prise Zimt. Dieses beruhigende Getränk wärmt dich von innen und stabilisiert deinen Blutzucker – der perfekte Start in den Tag während der Lutealphase. Ein besonders nützlicher Tipp: Bereite zu Beginn der Lutealphase einen großen Topf nährende Suppe oder Eintopf zu, den du portionsweise einfrieren kannst. So hast du an energiearmen Tagen immer etwas Warmes und Nährendes zur Hand. Halte auch gesunde Snacks wie Nüsse, Hummus und geschnittenes Gemüse bereit, um Heißhungerattacken vorzubeugen.

Reflexion. Dein persönlicher Weg in der Lutealphase

Nimm dir einen Moment Zeit und frage dich:

- Welche dieser Empfehlungen fühlt sich für mich intuitiv richtig an?

  ____

  ____

- Welchen Aspekt möchte ich als Erstes in meinen Alltag integrieren?

  ____

  ____

- Wann genau werde ich beginnen, diese Anpassungen umzusetzen?

  ____

  ____

Zusammenfassung. Die Essenz der Lutealphasen-Ernährung

- Die Lutealphase entspricht deinem inneren Herbst – eine Zeit, die ideal ist für wärmende, nährende und erdende Lebensmittel.
- In dieser Phase benötigst du mehr Kalorien, um deinen erhöhten Stoffwechsel zu unterstützen und Blutzuckertiefs zu vermeiden.
- Deine Basics für diese Phase sind Wurzelgemüse, komplexe Kohlenhydrate, magnesiumreiche Lebensmittel und beruhigende Kräutertees.

Female Food in der Menstruationsphase – dein hormoneller Winter

In der Menstruationsphase sinkt dein Kalorienbedarf ab. Dein Körper ist damit beschäftigt, eine große Wunde (deine blutende Gebärmutter) zu versorgen und benötigt dafür unterschiedliche Mikronährstoffe. Wenn du dich zyklusbewusst ernährst, kann deine Ernährung in der Menstruationsphase folgende positive Effekte haben:

- Sie gleicht den Mineralstoffverlust aus, indem sie insbesondere dabei hilft, Eisen, Zink und B-Vitamine aufzufüllen, damit du dich trotz der Blutung stark und fit fühlst.
- Sie wirkt antientzündlich und trägt dazu bei, Menstruationsschmerzen zu lindern.
- Sie fördert deine Regeneration, indem sie die Zellerneuerung und Gewebeheilung unterstützen.

Besonders wertvoll für dich in dieser Zeit sind schonende, nährstoffdichte und leicht verdauliche Lebensmittel, um den ansonsten durch den niedrigen Hormonspiegel und den Blutverlust ausgelösten temporären Energieabfall abzufedern. Gekochte Lebensmittel sind gut verdaulich und wärmen dich von innen. Nährstoffdichte Lebensmittel wie Muscheln, Rote Beete oder Algen füllen deinen Nährstoffspeicher wieder auf.

Achte darüber hinaus in der Menstruationsphase gezielt auf Lebensmittel, die viel Eisen enthalten (rotes Fleisch, Blattgemüse, Hülsenfrüchte, Rote Bete) und Entzündungen hemmen (Kurkuma, Ingwer, Fisch). Diese aufbauenden Lebensmittel sind die perfekte Zutat für den »Winter-Charakter« der Menstruationsphase. Bevorzuge in der Menstruationsphase gekochte, wärmende Mahlzeiten wie z. B. Suppen und Eintöpfe.

Auf einen Blick

Die perfekte Mahlzeit in der Menstruationsphase kombiniert immer

- Hochwertige Proteine: In dieser Phase besonders empfehlenswert sind Muscheln und Meeresfrüchte. Wenn du vegetarisch oder vegan lebst, können Hülsenfrüchte oder hochwertiges Reisproteinpulver (ohne Farb-, Konservierungs- und Süßstoffe) eine Alternative sein.
- Gesunde Fette: Zum Beispiel Avocado oder Leinöl, aber auch Algenöl.
- Komplexe Kohlenhydrate: Buchweizen oder wilder Reis liefern nicht nur Kohlenhydrate, sondern auch reichlich Ballaststoffe.

Wichtig: In dieser Phase solltest du besonders auf deinen Flüssigkeitshaushalt achten. Kräutertees wie Ingwer-Zimt-Tee oder auch eine nährende Rinderkraftbrühe unterstützen dich optimal während der Menstruation.

Ein Frühstücksrezept für die Menstruationsphase findest du im Kapitel »Vom Lesen ins Leben – so wird's Alltag« ab S. 183.

Praktische Umsetzung. Starte mit einer Tasse Ingwer-Zimt-Tee in den Tag, wenn du magst mit etwas Honig und frischer Zitrone. Dieses wärmende Getränk regt sanft die Durchblutung an, lindert Krämpfe und gibt dir Energie – der perfekte Begleiter durch die Menstruationsphase. Ich bereite meist schon gegen Ende der Lutealphase eine große Portion Rinderkraftbrühe zu und friere sie in Portionen ein. Die Brühe trinke ich entweder pur oder mit Gemüse- und Fleischeinlage (manchmal gebe ich auch Reisnudeln hinzu). Gerade wenn ich unterwegs bin, fülle ich mir die Brühe in meinen Isolier-Kaffeebecher und trinke sie einfach so (lecker!).

Reflexion. Dein persönlicher Weg in der Menstruationsphase

Nimm dir einen Moment Zeit und frage dich:

- Welche dieser Empfehlungen fühlt sich für mich intuitiv richtig an?

  ____

  ____

- Welchen Aspekt möchte ich als Erstes in meinen Alltag integrieren?

  ____

  ____

- Wann genau werde ich beginnen, diese Anpassungen umzusetzen?

  ____

  ____

Zusammenfassung. Die Essenz der Menstruationsphasen-Ernährung

- Die Menstruationsphase entspricht deinem inneren Winter – eine Zeit der Regeneration, ideal für wärmende, nährende und leicht verdauliche Lebensmittel.
- In dieser Phase benötigst du besonders eisenreiche Nahrung, entzündungshemmende Lebensmittel und wärmende Getränke und Speisen.
- Deine Basics für diese Phase sind: Rote Bete, Nüsse, Samen, wärmende Gewürze und nährende Suppen.

Ernährung in der (Peri-)Menopause

Ich werde häufig gefragt, ob sich meine Ernährungsempfehlungen auch für Frauen in der Perimenopause eignen. Kurz zum Hintergrund: Die Perimenopause ist eine Phase, die bei manchen Frauen schon mit Ende 30 beginnt und durch eine Verringerung der Östrogen- und Progesteronproduktion gekennzeichnet ist. Dies ist völlig normal, da die Wechseljahre – entgegen der landläufigen Meinung – nicht von einem Tag auf den anderen eintreten, sondern sich über einen längeren Zeitraum anbahnen. Die meisten Frauen bemerken die hormonellen Veränderungen allerdings erst, wenn körperliche Beschwerden wie Hitzewallungen oder Gewichtszunahme auftreten. Hormonelle Ungleichgewichte in der Perimenopause können zumindest zu Beginn noch relativ gut über Ernährungs- und Lebensstiländerungen ausgeglichen werden. Schreiten die hormonellen Veränderungen weiter voran, kann eine medizinische Begleitung, ggf. in Form einer Hormonersatztherapie, Sinn machen. Erkundige dich hierfür bei deinem Arzt bzw. bei deiner Ärztin.

Du bist erst in deinen 30ern und leidest schon unter typischen perimenopausalen Beschwerden wie Schlafstörungen, Konzentrationsschwierigkeiten und Dauermüdigkeit? Du möchtest gerne (noch mal) schwanger werden, aber es klappt einfach nicht? Dann lass dich von meiner Kundin Lan Göttinger inspirieren.

Exkurs: Kinderwunsch und Perimenopause

Von Dr. med. Lan Göttinger, Ärztin, Health-Mentorin, Yogalehrerin, Autorin, Female Food Coach, Menopause-Coach

Die Perimenopause ist die Übergangszeit zu den Wechseljahren. Die Eierstöcke drosseln ihre Hormonproduktion, Zyklen können unregelmäßiger werden, Stimmung und Schlaf verändern sich. Diese Phase kann Mitte 30 beginnen oder erst Mitte 50. Sie dauert von wenigen Monaten bis zu mehreren Jahren. Auch während der Perimenopause bleibt eine Schwangerschaft möglich. Die Perimenopause endet mit der Menopause – wenn die Periode zwölf Monate ausbleibt.

Die zwei Lebensphasen Kinderwunsch und Perimenopause nähern sich heute immer häufiger einander an, da viele Frauen später im Leben einen Kinderwunsch haben, mit Ende 30 oder Anfang 40. Vielen ist nicht bewusst, dass hormonelle Veränderungen aber schon mit Ende 30 einsetzen können.

Trotzdem bleibt es auch in diesem Alter und in der Perimenopause möglich, auf natürliche Weise schwanger zu werden. Es ist jedoch wichtig zu wissen: Nicht nur die Anzahl der Eizellen sinkt mit der Zeit, auch ihre Qualität nimmt ab, und das sensible Zusammenspiel der Hormone verändert sich – oft lange bevor die Periode ausbleibt. Die Symptome eines hormonellen Ungleichgewichts sind häufig unspezifisch: Müdigkeit, Erschöpfung, Gewichtszunahme. Ein unerfüllter Kinderwunsch kann jedoch ein wichtiger Hinweis dafür sein, dass Veränderung notwendig ist.

Hier ein paar wichtige wissenschaftliche Erkenntnisse zu Lebensstil und Kinderwunsch:

- Weniger als sechs Stunden Schlaf verdoppeln das Risiko für Zyklusstörungen.
- Tägliche Achtsamkeitsübungen senken den Cortisolspiegel und verbessern die Erfolgsaussichten bei künstlicher Befruchtung.

- Gut gefüllte Vitamin-D-Speicher und ausreichende Aufnahme an Omega-3-Fettsäuren stehen mit höherer Eizellreserve in Verbindung (messbar am Anti-Müller-Hormon).
- Eine mediterrane Ernährungsweise erhöht die Schwangerschaftsrate um ca. 30 %.
- Rauchen und Vapen beschleunigen den Abfall der Eizellreserve um bis zu 20 %.
- 20 Minuten Meditation vor einem Embryotransfer erhöhen die Schwangerschaftsrate von 32 % auf 48 %.
- Sechs Wochen progressive Muskelentspannung mindern Hitzewallungen und Schlafstörungen.
- Zehn Wochen Yoga können menopausale Beschwerden halbieren.
- Eine Meta-Analyse von 19 Studien bestätigt: Achtsamkeit verbessert Stimmung, Schlaf und reduziert Hitzewallungen.

Meine persönliche Kinderwunschzeit war geprägt von Enttäuschungen und Herausforderungen – und wurde zu einem Weckruf. Ich lernte, alte Muster loszulassen und mein Wohlbefinden an erste Stelle zu setzen. Im Rückblick bin ich dieser Zeit dankbar, denn sie war voller Wachstum und Erkenntnis. Auf meinem Weg haben mir nicht Medikamente oder eine perfekte Ernährung geholfen, sondern eher eine *unperfekte Selbstwirksamkeit*.

Was bedeutet es für mich, unperfekt selbstwirksam zu sein?

- Ich priorisiere mein Wohlbefinden.
- Ich schaffe täglich Raum für echte Verbindung mit mir selbst.
- Ich lasse Perfektion los – es geht nicht um eine perfekte Self-Love-Routine.
- Ich setze kleine Schritte und bleibe dran, auch wenn es schwerfällt.

Was kannst du konkret tun? Wenn du Ende 30 oder Anfang 40 bist und einen unerfüllten Kinderwunsch hast, versuche, einige der folgenden Maßnahmen in deinen Alltag zu integrieren:

- Ernähre dich mediterran inspiriert – viel buntes Gemüse, Hülsenfrüchte, Nüsse, Olivenöl und Fisch.
- Bewege dich regelmäßig – ideal sind zwei lockere Ausdauer- plus zwei Krafteinheiten pro Woche (passe die Intensität deines Trainings an deine Zyklusphasen an).
- Schlafe 7–8 Stunden pro Nacht, möglichst in einem dunklen, ruhigen Raum.
- Gönne dir täglich kleine Atempausen.
- Lass deine Folat-, Vitamin-D-, Eisen- und Selenspiegel prüfen.
- Verzichte auf Nikotin und reduziere oder verzichte auf Alkohol.
- Starte den Tag mit fünf Minuten 5–5-Atmung: fünf Sekunden einatmen, fünf Sekunden ausatmen.
- Gönn dir abends 20 Minuten Yoga Nidra im Liegen.
- Genieße einmal pro Woche ein warmes Bad bei Kerzenlicht.
- Schalte spätestens ab 21 Uhr alle Bildschirme aus – dein »digitaler Sonnenuntergang«.

Ich weiß aus eigener Erfahrung: Sich strikt an neue Empfehlungen zu halten, kann zusätzlichen Stress erzeugen. Und Stress ist der Endgegner für deine Hormonbalance. Das alles wirkt nur nachhaltig, wenn dein Nervensystem zur Ruhe findet. Denn wenn dein Nervensystem in einen ruhigeren Zustand übergeht, aktiviert es dein parasympathisches Nervensystem. Dadurch sinkt der Cortisolspiegel und Hypothalamus und Eierstöcke finden in ihren natürlichen Rhythmus zurück. Das fördert die körpereigene Progesteronproduktion, kann deinen Zyklus stabilisieren und die Chancen auf einen erfüllten Kinderwunsch erhöhen – auch wenn du in der Perimenopause bist.

Wie Lan Göttinger zeigt: Die Ernährung ist nur die eine Seite der Medaille, wenn du auf dem Weg zurück ins hormonelle Gleichgewicht bist, um endlich wieder mehr Energie zu haben. Die Erklärung dafür ist einfach: Ein (relativ) stabiler Blutzucker ist die Basis für ein hormonelles Gleichgewicht. Aber dein Blutzucker wird nicht nur durch deine Ernährung beeinflusst, sondern auch durch dein Nervensystem. Was das genau bedeutet und was deine Gedanken damit zu tun haben, erfährst du im kommenden Kapitel ab S. 97.

Halte deine Erkenntnisse fest

1. Schreibe dir die Dinge auf, die dich aus diesem Kapitel überrascht, irritiert oder gewundert haben. Orientiere dich dabei an diesen Fragen: Was war neu für mich? Was habe ich zwischen den Zeilen gelesen? Was bestätigt mich in meinen eigenen Gedanken oder Vermutungen? Was widerspricht dem, was ich bisher wusste? In welche Themen möchte ich tiefer einsteigen?
2. Beantworte spätestens jetzt die Fragen zu deinem Ernährungsverhalten und deinem Ernährungs-Mindset von Seite 47–49. Schreibe deine Antworten in dein Anti-Burnout-Journal.
3. Beantworte spätestens jetzt die Reflexionsfragen zu den einzelnen Zyklusphasen von Seite 81, 84, 87, 90 aus dem Kapitel »Female Food - so passt du deine Ermährung an deinen Zyklus an«. Schreibe deine Antworten in dein Anti-Burnout-Journal.

Das Wichtigste auf einen Blick:

- Viele Ernährungsempfehlungen basieren auf Studien, die Menschen mit Zyklus ausschließen, weshalb diese Empfehlungen oft nicht für Frauen geeignet sind. Eine »gesunde« Ernährung nach allgemeinen Standards kann bei Frauen zu hormonellem Ungleichgewicht und Energiemangel führen.
- Eine hormonsensible bzw. zyklusbewusste Ernährung bedeutet nicht, bestimmte Lebensmittel völlig zu verbannen, son-

dern natürliche, unverarbeitete Lebensmittel zu bevorzugen, ein ausgewogenes Verhältnis von Proteinen, Fetten und Kohlenhydraten zu erreichen und die Ernährung an den eigenen Zyklus anzupassen.

- Für einen stabilen Blutzucker sind drei Faktoren entscheidend: die richtige Kombination der Makronährstoffe (genug Protein und gesunde Fette zu jeder Mahlzeit), regelmäßige Mahlzeiten ohne zu lange Pausen und die Identifikation versteckter Blutzuckertreiber wie Zucker, Kaffee auf leeren Magen oder Weißmehlprodukte.
- Ein schwankender Blutzucker kann zu Symptomen wie Energiecrashs am Nachmittag, Heißhungerattacken, Stimmungsschwankungen und Schlafproblemen führen. Er kann durch Stresshormonausschüttung auch das hormonelle Gleichgewicht stören und Zyklus-, Stoffwechsel- und Energieprobleme verstärken.

Denk dich fit – Reguliere dein Nervensystem

Vielleicht bist du an einem Punkt in deinem Leben, an dem du deine Ernährung schon so weit optimiert hast, dass du deprimiert bist und dich fragst »Wieso bin ich immer noch so müde?«. Vielleicht ist das Thema Essen aber auch ein besonders schwieriges Thema für dich und du möchtest deinen Weg zurück ins hormonelle Gleichgewicht lieber nicht mit einer Ernährungsumstellung beginnen. Egal, was es ist, ich habe eine gute Nachricht für dich: Die Ernährung ist nur *ein* Schritt auf dem Weg zu mehr Energie. Anders gesagt: Du kannst dich noch so hormonsensibel ernähren – wenn dein Nervensystem einem Sack Flöhe ähnelt, wirst du für immer im Hormonchaos bleiben.

Was wäre, wenn ich dir sage, dass der Schlüssel zu deiner verlorenen Energie an einem Ort zu finden ist, den die meisten Menschen komplett übersehen? Eine verborgene Steuerungszentrale, die über dein Energielevel, deine Konzentrationsfähigkeit und sogar deine Stimmung entscheidet, ohne dass du es bewusst wahrnimmst?

Die Rede ist von deinem Nervensystem. Erinnere dich noch mal kurz an meine Anti-Burnout-Formel: **Female Food** + **Female Destress** = **mehr Energie**. Du siehst, nachdem wir viel über eine hormonsensible Ernährung gelernt haben, kommen wir jetzt zum zweiten Teil meiner Formel: ein hormonsensibler Umgang mit deinem Nervensystem. Konkret geht es darum, wie du dein Stresslevel reduzieren kannst – mit einer auf dein Hormonsystem abgestimmten Nervensystemregulation.

Stelle dir dein Nervensystem als hochkomplexes Kommunikationsnetzwerk vor, das rund um die Uhr, sieben Tage die Woche, 24 Stunden am Tag unermüdlich arbeitet. Es empfängt und verarbeitet sekündlich Millionen von Signalen – und das völlig ohne dein Zutun. Während du diesen Satz liest, reguliert es bereits deinen Herzschlag, deine Atmung, deine Verdauung und Tausende weitere lebenswichtige Prozesse (von dir völlig unbemerkt). Doch dein Nervensystem tut viel mehr, als nur deine Körperfunktionen am Laufen zu halten. Es ist der unsichtbare Filter, durch den du die Welt um dich herum wahrnimmst und interpretierst. Es entscheidet binnen Millisekunden, ob eine Situation für dich sicher oder bedrohlich ist – lange bevor dein Verstand überhaupt die Chance hat, die Lage zu analysieren.

Diese automatische Einschätzung, ob du sicher oder in Gefahr bist, hat einen großen Einfluss auf dein Energielevel. Denn dein Körper verteilt seine Ressourcen höchst effizient: Wird eine Situation als sicher bewertet, fließt Energie in Verdauung, Regeneration, klares Denken und soziale Verbindung. Erkennt dein Nervensystem hingegen eine potenzielle Bedrohung – sei sie real oder nur vorgestellt – leitet es blitzschnell Energie um. Weg von deiner Verdauung, weg von deiner klaren Kognition, hin zu deinen Muskeln, zu erhöhter Herzfrequenz, zu allem, was dich auf Kampf oder Flucht vorbereitet.

Das Problem? In unserer modernen Welt signalisieren unzählige Dinge deinem Nervensystem ständig »Gefahr«: Die Nachrichtenflut auf deinem Handy, der Zeitdruck bei der Arbeit, finanzielle Sorgen, soziale Konflikte, Stress mit Partner/Partnerin und Kindern und vor allem dein eigener innerer Kritiker. Kurz gesagt: Dein Nervensystem unterscheidet nicht zwischen einem herunterfallenden Ast und einer Flut ungelesener E-Mails – es reagiert mit dem gleichen, tatsächlich uralten, Überlebensmechanismus.

Besonders faszinierend wird es, wenn wir die Verbindung zwischen Nervensystem, Energiehaushalt und Hormonsystem im weiblichen Körper betrachten. Diese drei Systeme bilden eine untrennbare Allianz, weil sie sich gegenseitig beeinflussen und regulieren – im Guten wie im Schlechten. Dein Nervensystem kommuniziert ständig mit deinem Hormonsystem und sendet Signale an deine Nebennieren, deine Schilddrüse und deine Eierstöcke, die wiederum die Produktion lebenswichtiger Hormone zur Aufgabe haben. Und diese Hormone – zum Beispiel Cortisol, Schilddrüsenhormone, Östrogene und Progesteron – haben einen direkten Einfluss auf deinen Stoffwechsel und auf dein Energielevel.

Gerät dein Nervensystem durch chronischen Stress in einen Dauerzustand der Alarmbereitschaft, tritt ein Dominoeffekt ein: Die kontinuierliche Ausschüttung von Stresshormonen kann zu starken Blutzuckerschwankungen führen, deinen Schlaf stören und die Produktion deiner Sexualhormone beeinflussen. Hier schließt sich der Kreis: Ein dysreguliertes Hormonsystem kann zu Erschöpfung, Stimmungsschwankungen und Konzentrationsproblemen führen – Symptome, die wiederum dein Nervensystem zusätzlich belasten und die Dysregulation verstärken können. Ohne diesen Kreislauf zu durchbrechen, helfen selbst die besten Ernährungstipps nur oberflächlich und kurzfristig.

Hier liegt eine der wichtigsten Botschaften, die ich dir mit diesem Buch vermitteln möchte: Deine chronische Erschöpfung ist mit hoher Wahrscheinlichkeit kein Zeichen von Schwäche, Faulheit oder mangelnder Disziplin. Sie ist vielmehr ein sinnvolles Schutzsignal deines Körpers, ein biologisches Feedback deines Nervensystems, das dir mitteilt: »So kann es nicht weitergehen.« In einer Gesellschaft, die Produktivität glorifiziert und Erschöpfung pathologisiert, ist es absolut essenziell, dass du verstehst, dass dein Körper mit seiner Müdigkeit möglicherweise die klügste Entscheidung trifft, um dich zu schützen.

Anstatt dich also mit noch mehr Willenskraft durch deine Erschöpfung zu zwingen, lade ich dich mit diesem Buch dazu ein, einen völlig anderen Ansatz zu verfolgen: deinem Nervensystem zuzuhören, seine Signale zu respektieren und es aktiv (auch mit Hilfe deines Zyklus) in einen Zustand der Balance zurückzuführen.

Mein Weg

Aber zuerst nehme ich dich wieder mit auf eine kleine Reise in meine Vergangenheit. In eine Zeit, in der ich mich zwar »perfekt« (das heißt hormonsensibel bzw. zyklusbewusst) ernährte, aber trotzdem noch wenig Energie hatte. Ich konnte meinen Alltag zwar wieder bewältigen, aber auf unvorhergesehene Ereignisse (Krankheiten der Kinder, zusätzliche Projekte bei der Arbeit) folgte immer ein Rückschlag mit einem Energietief. Ich war müde, erschöpft, mein Zyklus wurde wieder unregelmäßig und ich schleppte mich durch meinen Alltag. Bis ich verstand, dass ein überreiztes Nervensystem die Ursache dafür war, dass ich mein Energielevel trotz hormonsensibler Ernährung nicht konstant hoch halten konnte.

Ich war damals voller Selbstzweifel, beruflich unzufrieden und völlig überfordert (nicht so sehr von den tatsächlichen Anforderungen des Alltags, sondern eher von meinen überhöhten Ansprüchen an mich selbst). Schon lange wollte ich meinen Job wechseln, die ewige Pendelei beenden und beruflich zur Ruhe kommen. Ich fühlte mich eingeengt von meinem übermäßigen Sicherheitsbedürfnis, das mich davon abhielt, meine Lebensumstände aktiv selbst die Hand zu nehmen und zu verändern – und von dem ich gleichzeitig glaubte, es nicht abschalten zu können. Das ständige »Ich will etwas verändern, aber ich traue mich nicht« zerrte an meinen Nerven wie ein Sturm an der Wäscheleine.

Als mir allerdings durch das Lesen von wissenschaftlichen Studien klar wurde, welche große Rolle mein Nervensystem für meine Hormone – und damit für mein Energielevel – spielt, fing ich an, mir Fragen zu stellen und mich zu beobachten: In welchen Situationen machte ich mir selbst Vorwürfe? Wieso bewertete ich ständig das, was ich sah, hörte und las? Wovor hatte ich wirklich Angst? Was stresste mich besonders? Wieso gelang es mir so selten, innerlich ruhig und gelassen zu sein? Wie gut konnte ich absolute Ruhe (ohne Buch, Handy, Laptop, Gespräche, Musik u. Ä.) ertragen? In welchen Situationen war ich gedanklich eher in der Vergangenheit oder in der Zukunft als im Hier und Jetzt?

Ein wesentlicher Schritt auf dem Weg zu einem regulierten Nervensystem war meine zweijährige Weiterbildung als systemische Beraterin und Sozialtherapeutin. In dieser Zeit lernte ich viele Methoden kennen, die ich zunächst an mir selbst testete.

Und ich ging noch einen Schritt weiter. Ich traf die Entscheidung, mein Leben an der Grundhaltung auszurichten, die mir in der systemischen Weiterbildung vermittelt worden war: Ich begegnete mir selbst und anderen Menschen immer öfter wohlwollend, wertfrei und lösungsorientiert. Durch intensive Selbsterfahrung, Selbstreflexion und Supervision erkannte ich außerdem intergenerationale Muster und sah, dass negative Gefühle wie Angst, Scham und Trauer über Generationen hinweg transportiert worden waren und sich in meinem Nervensystem »festgesetzt« hatten. Ich erkannte die Ursachen für meine hohen Ansprüche an mich selbst, für meinen Perfektionismus und meine Workaholic-Muster, die mich in die Burnout-Falle hatten tappen lassen.

Als ich dadurch immer deutlicher erkannte, dass meine Ernährung zwar ein unglaublich wichtiger, aber eben nicht der einzige Schritt auf dem Weg zurück ins hormonelle Gleichgewicht sein würde, fing ich an, deutlich entspannter mit dem Thema Essen umzugehen und systematisch Übungen zur Regulation meines Nervensystems in meinen Alltag zu integrieren. Was mir dabei besonders wichtig war: Ich wollte keine aufwändigen Routinen etablieren, die mich zusätzlich unter Druck setzten, mein Ziel war es, Maßnahmen zu finden, die mit möglichst wenig Aufwand mein Nervensystem möglichst effektiv regulieren konnten.

Und genau diese Maßnahmen gibt dir das folgende Kapitel an die Hand.

Check dich selbst: Wie geht es deinem Nervensystem?

Bevor du anfängst, aktiv an der Regulation deines Nervensystems zu arbeiten, stelle ich dir ein paar Fragen, um dich mit dem bisherigen Zustand deines Nervensystems vertrauter zu machen. Wieso ich dir dazu rate? Wenn du die letzten Seiten aufmerksam gelesen hast, wird dir aufgefallen sein, dass meine Lebenssituation meinen Nervensystemzustand maßgeblich geprägt hat: In stressigen Lebensphasen war mein Nervensystem chronisch überaktiviert und es fiel mir schwer, auf die Signale meines Körpers zu hören, in weniger stressigen Phasen war ich insgesamt »ruhiger«. Bei dir ist es möglicherweise ähnlich. Deine Lebenssituation, aber auch deine Erfahrungen und deine Erziehung beeinflussen den Zustand deines Nervensystems. Das ist der Grund, weshalb es beim Thema Nervensystemregulation nicht nur darum geht zu wissen, welche Techniken und Übungen dir guttun, sondern auch darum, deine »innere Programmierung« rund um das Thema Stress zu kennen. Mit den Antworten auf diese Fragen wird es dir viel leichter fallen, deine aktuellen Verhaltensmuster kritisch zu hinterfragen und möglicherweise ungesunde Routinen, die dein Nervensystem belasten, zu verändern.

Fragen zum Zustand deines Nervensystems:

- [ ] Gerätst du mehr als einmal pro Woche in einen Zustand von Überforderung oder Erschöpfung (Herzrasen, übermäßiges Grübeln, große Sorgen, Konzentrationsprobleme, Gefühl von Überwältigung, emotionale Taubheit)?

  ____

  ____

- [ ] Reagiert dein Körper übermäßig stark auf alltägliche Stressoren (z. B. heftige körperliche Reaktionen bei kleineren Konflikten, Termindruck oder unerwarteten Änderungen im Alltag)?

  ____

  ____

- [ ] Nimmst du dir wenig Zeit für bewusste Pausen, bist häufig im »Funktionsmodus« unterwegs? Oder betäubst du Stressgefühle, obwohl dein Körper eigentlich Ruhe braucht (mit Alkohol, endloser Ablenkung, übermäßigem Sport, Shoppen)?

  ____

  ____

Fragen zur Prägung deines Nervensystems:

Unser Nervensystem wird schon früh im Leben geprägt. Schon in unserer Kindheit lernen wir, wie wir mit Stress, Angst und Unsicherheitsgefühlen umgehen sollen. Wirf – wenn möglich –

einen Blick in deine Vergangenheit und frage dich, wie Emotionen und Stress in deiner Familie bzw. bei den Menschen, bei denen du aufgewachsen bist, gelebt wurden.

- ☐ War Verletzlichkeit zeigen etwas Positives, das mitfühlend aufgenommen wurde? Oder hieß es »reiß dich zusammen«? Durftest du alle Gefühle zeigen oder wurden manche nicht toleriert? Haben dir deine Eltern oder Menschen in deinem Umfeld häufig gesagt, dass du »zu sensibel« oder »zu emotional« bist?

  ____

  ____

- ☐ Wurde emotionale Regulation als Druckmittel eingesetzt (»Wenn du jetzt nicht aufhörst zu weinen, gehe ich weg.«) oder als Belohnungssystem genutzt (»Wenn du tapfer bist, bekommst du etwas Schönes.«)?

  ____

  ____

- ☐ Welche Bewältigungsmuster hast du von deinen Eltern bzw. von den Menschen, mit denen du aufgewachsen bist, übernommen? War Stress bei dir zu Hause ein schambesetztes, ein offen besprochenes oder ein eher totgeschwiegenes Thema (»Probleme behält man für sich«)?

  ____

  ____

- ☐ Wann und von wem hast du gelernt, mit schwierigen Gefühlen umzugehen? Wie gut gelingt es dir heute, dich selbst zu beruhigen, wenn du gestresst bist?

  ____

  ____

- ☐ Mit welchen Gefühlen verbindest du das Thema Ruhe und Entspannung (z. B. Scham, Freude, Angst, Sicherheit, Zufriedenheit, Verschwendung, Faulheit)?

  ____

  ____

Beantworte diese Fragen so ehrlich wie möglich, bevor du weiterliest. Schreibe dir deine Antworten unbedingt auf, anstatt nur über sie nachzudenken. Das wird dir helfen, sie dir klarer vor Augen zu führen. Und ganz wichtig: Begegne dir bei dem Versuch, dein Nervensystem zu regulieren, immer mit Sanftheit, Respekt und Geduld – nicht mit Zwang, Kontrolle oder überzogenen Ambitionen. Dein Nervensystem ist kein Gegner, den es zu besiegen gilt, und keine Maschine, die repariert werden muss. Es ist ein hochintelligentes, anpassungsfähiges System, das sein Bestes getan hat, um dich durch alle Herausforderungen deines bisherigen Lebens zu bringen. Deine Muster, selbst wenn sie dir heute Probleme bereiten, waren einmal sinnvolle Antworten auf die Umstände, mit denen du konfrontiert warst.

Lass uns nun einmal schauen, wie unser Nervensystem überhaupt funktioniert.

Nervensystem für Anfänger

Stelle dir dein Nervensystem wie das Betriebssystem eines Computers vor – es läuft ständig im Hintergrund, steuert alle wichtigen Funktionen und entscheidet maßgeblich darüber, wie effizient alles arbeitet. Nur dass dein körpereigenes Betriebssystem weitaus komplexer ist als jede Software, die je entwickelt wurde. Dein Nervensystem ist nicht einfach nur ein Netzwerk aus Nerven – es ist ein umfassendes Kommunikations- und Steuerungszentrum. Es empfängt sekündlich Millionen von Signalen aus deiner Umgebung und deinem Körperinneren, verarbeitet diese Information und koordiniert entsprechende Reaktionen. Und das Beste daran: Du musst nicht einmal darüber nachdenken – es geschieht zum Großteil völlig automatisch.

DEIN NERVENSYSTEM

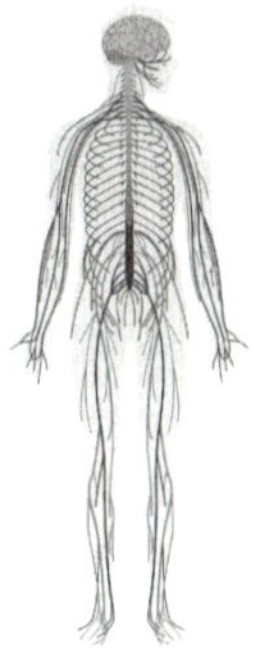

zentrales Nervensystem
Gehirn & Rückenmark

peripheres Nervensystem
alle anderen neuronalen Strukturen

somatisches Nervensystem
steuert bewusst ablaufende Körperfuntionen

vegetatives Nervensystem
steuert unbewusst ablaufende Strukturen

Parasympathikus
Entspannung

Sympathikus
Anspannung

Vagusnerv
Hauptnerv des Parasympathikus

Zentrales und peripheres Nervensystem

Schauen wir uns das Ganze noch mal ein bisschen genauer an. Dein Nervensystem lässt sich in zwei Hauptbereiche unterteilen: das zentrale und das periphere Nervensystem. Das zentrale Nervensystem (ZNS) kannst du dir wie eine Feuerwehrleitstelle vorstellen und das periphere Nervensystem als Netzwerk von Feuerwehrmännern und Feuerwehrfrauen. Das zentrale Nervensystem besteht aus deinem Gehirn und Rückenmark. Hier werden alle wichtigen Entscheidungen getroffen und komplexe Informationen verarbeitet. Dein Gehirn – mit seinen verschiedenen Bereichen wie Großhirn, Kleinhirn und Hirnstamm – ist dabei die oberste Leitstelle, während das Rückenmark als Hauptkommunikationskanal zwischen Gehirn und restlichem Körper (also zwischen der Leitstelle und den Feuerwehrleuten) fungiert.

Das periphere Nervensystem umfasst alle Nerven, die außerhalb von Gehirn und Rückenmark verlaufen. Diese Nerven sind wie ein verzweigtes Netzwerk aus Informationskabeln, die Signale vom Zentrum zu den entferntesten Winkeln deines Körpers transportieren und umgekehrt. Von der Zehenspitze bis zur Kopfhaut – überall sind diese Feuerwehrmänner und Feuerwehrfrauen aktiv und halten die Leitstelle auf dem Laufenden. Sie stehen im permanenten Austausch miteinander. Für deine Energie ist dieses Zusammenspiel entscheidend: Ist die Kommunikation zwischen zentralem und peripherem Nervensystem gestört oder überlastet, kann dies zu Erschöpfungszuständen führen, da dein Körper unnötig viel Energie für die Grundversorgung aufwenden muss.

Somatisches und vegetatives Nervensystem

Innerhalb deines peripheren Nervensystems gibt es zwei weitere wichtige Unterteilungen: das somatische und das vegetative (oder autonome) Nervensystem. Das somatische Nervensystem ist dein »Bewusstseins-Team« – es steuert alle willkürlichen Bewegungen und ist für die bewusste Wahrnehmung von Berührung, Temperatur und Position im Raum zuständig. Wenn du entscheidest, eine Tasse Tee zum Mund zu führen oder nach dem Handy zu greifen, dann ist dein somatisches Nervensystem in Aktion. Das vegetative (autonome) Nervensystem hingegen arbeitet hauptsächlich ohne dein bewusstes Zutun. Es ist dein »Autopilot« und reguliert lebenswichtige Funktionen wie Herzschlag, Atmung, Verdauung, Körpertemperatur – und auch die Ausschüttung von Hormonen. Tag und Nacht sorgt es dafür, dass dein Körper reibungslos funktioniert, ohne dass du einen Gedanken daran verschwenden musst. Für dein Energielevel ist besonders das vegetative Nervensystem entscheidend. Wenn es nicht optimal arbeitet, kannst du dich trotz ausreichend Schlaf erschöpft fühlen, Verdauungsprobleme entwickeln oder unter starken Stimmungsschwankungen leiden.

Sympathikus und Parasympathikus

Innerhalb deines vegetativen Nervensystems arbeiten wiederum zwei grundlegende »Betriebsmodi«: der Sympathikus und der Parasympathikus. Diese beiden Systeme arbeiten wie eine Wippe und halten deinen Körper in Balance. Der Sympathikus ist dein Aktivierungssystem – er bereitet deinen Körper auf Aktion vor. Oft als Kampf-oder-Flucht-System bezeichnet, mobilisiert er bei Stress oder Gefahr blitzschnell alle verfügbaren Ressourcen: Cortisol wird ausgeschüttet, dein Herzschlag beschleunigt sich, deine Atmung wird schneller, die Durchblutung deiner Muskeln erhöht sich, während sie in Verdauungsorganen reduziert wird. All dies geschieht, um dich auf körperliche Höchstleistung vorzubereiten. Der Parasympathikus ist dein Erholungssystem – auch bekannt als Ruhe-und-Verdauungs-System. Er sorgt für Regeneration, unterstützt Heilungsprozesse, aktiviert die Verdauung und fördert tiefenentspannten Schlaf. In diesem Modus werden Ressourcen gespart, Energiespeicher aufgefüllt und die Immunfunktion optimiert.

Für ein konstant hohes Energieniveau ist die Balance zwischen diesen beiden Modi sowie die Fähigkeit, problemlos zwischen ihnen zu wechseln entscheidend. Viele Menschen – vielleicht auch du – sind allerdings vorrangig im sympathischen Modus, also in einem Zustand chronischer Aktivierung durch ständige Stressoren wie E-Mail-Flut, Soziale Medien, Termindruck oder finanzielle Sorgen. Mögliche Folge: chronische Erschöpfung trotz scheinbar ausreichend Schlaf und gesunder Ernährung, weil der Körper nie vollständig in den Regenerationsmodus wechselt.

Wenn wir über den Parasympathikus sprechen, möchte ich noch einen besonderen Helden hervorheben: den Vagusnerv. Dieser längste aller Hirnnerven ist wie ein mächtiges Kabelsystem, das vom Hirnstamm ausgeht und sich durch deinen Körper bis hinunter zu deinen Eingeweiden verzweigt. Der Vagusnerv steuert u.a. Herzfrequenz, Atmung, Verdauung und beeinflusst deine Stimmungslagen. Das Besondere ist, dass ein Großteil seiner Fasern aufwärts in Richtung Gehirn gerichtet sind – der Vagusnerv hört also quasi ständig mit, was in deinem Inneren (deinen Organen) passiert und meldet es an die Schaltzentrale (dein Gehirn) weiter. Und genau dieser Austausch zwischen den einzelnen Bereichen deines Körpers ist die Grundlage für ein reguliertes Nervensystem: Nur wenn dein Gehirn das Signal übermittelt bekommt, dass dein Kiefer und deine Nackenmuskeln dauerhaft angespannt sind, kann dies als Zeichen von Stress wahrgenommen werden. Und nur wenn das Gehirn das Signal geben kann, die Muskeln wieder zu entspannen, kann es zu einem Ausgleich kommen. Aber nicht nur die Muskelspannung (und -entspannung) wird maßgeblich über den Vagusnerv gesteuert. Er sendet ebenso Informationen aus deinem Darm an dein Gehirn und beeinflusst so deinen Stoffwechsel. Du kannst dir deinen Vagusnerv als eine dicke Stromleitung vorstellen, durch die wichtige Signale von den einzelnen Teilen deines Körpers in dein Gehirn – und zurück – geleitet werden.

Ist dieser Kommunikationsprozess unterbrochen, gestört oder läuft er verzögert ab, kann dies dazu führen, dass wichtige (Ausgleichs-)Prozesse in deinem Körper aus dem Gleichgewicht geraten. Häufig wird der Vagusnerv auch als »Beruhigungsknopf« bezeichnet. Ihn zu aktivieren ist der Schlüssel, um in einen tiefen Zustand der Entspannung zu kommen und deine Energiereserven wieder aufzuladen. Eine hohe Vagusnervaktivität steht im Verdacht, Entzündungsprozesse im Körper in Schach zu halten. Und sogar in therapeutischen Kontexten wird eine Vagusnervstimulation als wissenschaftlich fundierte Behandlungsmethode (z. B. gegen Depressionen oder Epilepsie) eingesetzt. Dabei kann inzwischen auch nichtinvasiv ein kleines Gerät am äußeren Ohr (wo der Vagusnerv direkt unter der Hautoberfläche verläuft) platziert werden. Dieses Gerät sendet elektrische Impulse und stimuliert so den Vagusnerv. Über gezielte Atemübungen, Summen oder das Drücken bestimmter Punkte an der Ohrmuschel kannst du so selbst deinen Vagusnerv stimulieren und dein Nervensystem dabei unterstützen, in den parasympathischen Modus zu wechseln. Mehr Informationen dazu findest du auf S. 125 ff.

Die oft unterschätze Wirkung von Traumata

Es gibt bestimmte Ereignisse oder Situationen im Leben, die dazu führen können, dass der Wechsel vom sympathischen in den parasympathischen Modus (also in einen Zustand der Entspannung) erschwert wird. Dies ist dann der Fall, wenn wir, zum Beispiel ausgelöst durch ein traumatisches Ereignis, in einem ständigen Zustand der Anspannung verweilen. Wenn ich hier den Begriff »Trauma« bzw. »traumatisch« verwende, meine ich nicht nur akut lebensbedrohliche Ereignisse, sondern alle Erfahrungen, die dich zum Zeitpunkt des Erlebens sehr stark überfordert haben (es war für dich »zu früh«, »zu viel«, »zu schnell« diese Erfahrungen zu machen). Traumatische Erfahrungen können dein Nervensystem in einen chronischen Zustand der Dysregulation bringen. Statt flexibel zwischen Aktivierung und Ruhe (also zwischen Sympathikus und Parasympathikus) zu wechseln, kann es in einem Zustand der Hyperaktivierung (ständige Alarmbereitschaft), Hypoaktivierung (emotionale Taubheit, Erschöpfung) oder in einem chaotischen Wechsel zwischen beiden feststecken. Ein bewusster Wechsel in den parasympathischen Modus (»Runterfahren«) ist dann deutlich erschwert oder ggf. gar nicht mehr möglich. Diese Dysregulation verbraucht enorme Mengen an Energie. Dein Körper ist kontinuierlich damit beschäftigt, sich gegen Bedrohungen zu wappnen, die real nicht (mehr) existieren. Es ist, als würde ein Alarmsystem ständig auf höchster Stufe laufen, selbst wenn kein Einbrecher in der Nähe ist – und das verschlingt wertvolle Ressourcen.

Wenn du weißt oder ahnst, dass du in der Vergangenheit traumatisierende Erfahrungen gemacht hast, scheue dich nicht davor, professionelle Unterstützung in Anspruch zu nehme. Meine ganz persönliche Erfahrung ist: Es lohnt sich, sich mit den eigenen Traumata (in einem geschützten Raum und mit professioneller Hilfe) auseinanderzusetzen. Menschen können sich nicht nur von Traumata heilen, sondern sogar durch sie wachsen – ein Phänomen, das manchmal »posttraumatisches Wachstum« genannt wird. Dieser Prozess beschreibt positive psychologische Veränderungen, die aus dem Kampf mit herausfordernden Lebensereignissen entstehen können. Durch bewusste Arbeit mit traumatischen Erfahrungen ist es möglich, neue Stärken und Ressourcen in dir zu entdecken und tiefere und bedeutungsvollere Beziehungen sowie mehr Wertschätzung für das eigene Leben zu entwickeln.

Traumatisierende Erlebnisse, aber auch überzogene soziale Erwartungshaltungen, können, wenn sie unter deinem »Bewusstseinsradar« bleiben, zu einem Muster führen, das wie ein Energie-Vampir wirkt: das ständige Verstecken von Unsicherheit oder das Gefühl, nicht gut genug zu sein – oft bekannt als »Imposter-Syndrom«.

Das Imposter-Syndrom

Das Imposter-Syndrom beschreibt das Gefühl, die eigenen Erfolge nicht verdient zu haben – als sei alles nur Zufall, Glück oder gutes Timing. Dieses Gefühl ist häufig verbunden mit der Angst, vom Umfeld »entlarvt« zu werden, weil das eigene Wissen z. B. der aktuellen beruflichen Position eigentlich nicht angemessen sei. Typisch sind ständige Selbstzweifel (trotz objektiv hoher Leistung), das Herunterspielen von Erfolgen, sehr hohe Maßstäbe an die eigene Leistung und damit verbundene perfektionistische Arbeits- und Lebensweisen. Die Angst vor dem Scheitern ist häufig hoch, was zu dem Drang, entweder extrem viel zu arbeiten oder wichtige Aufgaben immer wieder aufzuschieben führen kann. Betroffenen fällt es häufig schwer, eigene Leistungen anzuerkennen und Fortschritte zu sehen. Sie haben das Gefühl, nichts erreicht zu haben, obwohl sich das für Außenstehende komplett anders darstellt.

Meine persönliche Beobachtung ist, dass beeindruckend viele hochgebildete Frauen unter einem Imposter-Syndrom leiden: Es ist ihnen unangenehm, eigene Erfolge nach außen zu kommunizieren, sie fühlen sich in beruflichen wie privaten Kontexten häufig inkompetent (trotz hoher Bildung) und haben ständig das Gefühl, sich selbst und ihrem Umfeld »etwas vorzuspielen«.

Ein erster Schritt kann sein, die eigenen Erfolge für sich selbst sichtbar zu machen (manchmal gelingt dies nur mit externer Unterstützung). Ein wichtiger Schritt raus aus dem Imposter-Syndrom ist außerdem die Arbeit mit den eigenen Glaubenssätzen, über die wir noch im Kapitel »Transformiere dein Mindset« ab S. 166 sprechen werden.

Wenn du kontinuierlich Energie darauf verwendest zu verbergen, dass du dich unsicher oder nicht kompetent genug fühlst, entsteht eine Form von chronischem Stress, die dein Nervensystem in ständiger Alarmbereitschaft hält. Ich kenne viele – vor allem hochgebildete – Frauen, die genau darunter leiden. In einer Gesellschaft, die perfektes Funktionieren auf allen Ebenen erwartet – als Mutter, Partnerin, im Beruf, im Haushalt und beim Aussehen – entsteht schnell das Gefühl, nirgends wirklich gut genug zu sein. Die daraus resultierende Scham ist eines der schmerzlichsten Gefühle überhaupt und kann das Nervensystem in permanente Alarmbereitschaft versetzen. Auch Wut kann dein Nervensystem stark belasten. Bei einigen Frauen richtet sich die Wut eher nach innen (in Form von Selbstkritik, übermäßiger Selbstdisziplin oder Selbstbestrafung, wenn nicht alles »perfekt« läuft) als nach außen. Die Kombination aus ständigen Selbstzweifeln, Scham und nach innen gerichteter Wut kann ein massiver Energieräuber sein. Dein Nervensystem reagiert auf diese inneren Angriffe genauso wie auf äußere Bedrohungen – mit der Ausschüttung von Stresshormonen und erhöhter Wachsamkeit, was langfristig zu Erschöpfung führen kann.

Du siehst: Das Verständnis deines Nervensystems ist kein abstraktes Wissen, sondern ein praktischer Schlüssel zu mehr Energie. Indem du lernst, die Signale deines Nervensystems zu erkennen und bewusst zwischen Aktivierung und Ruhe zu wechseln, gewinnst du Zugang zu tieferen Energiereserven, als du es vielleicht für möglich gehalten hast.

Auf den nächsten Seiten zeige ich dir, woran du erkennen kannst, ob dein Nervensystem dysreguliert ist. Ich gebe dir Techniken an die Hand, um mit wenig Aufwand dein Nervensystem zu regulieren.

Ready? Dann lass uns starten!

Wie dein Nervensystem deine Hormone beeinflusst

Dein Nervensystem und dein Hormonsystem stehen in einer untrennbaren Wechselbeziehung zueinander – wie zwei Musiker in einem Duett, die sich aufeinander abstimmen, aufeinander hören und im Einklang spielen. Wenn einer den falschen Ton spielt, hört sich das ganze Stück schräg an. Jedes Mal, wenn du einem Stressor ausgesetzt bist, reagiert dein Nervensystem. Bei chronischer Aktivierung schüttet dein Körper kontinuierlich Stresshormone aus, wodurch langfristig Störungen in deinem gesamten Hormonsystem entstehen können, als ob also die Instrumente des Duetts permanent falsch gestimmt wären.

Du erinnerst dich an das Gesagte im Kapitel »Das A und O – ein stabiler Blutzucker«, S. 56 f.: Dein Körper funktioniert in Stresssituationen wie ein hochentwickeltes Alarmsystem, das darauf programmiert ist, dein Überleben zu sichern. Ein Signal wird als potenzielle Bedrohung interpretiert – selbst wenn es sich nur um ein volles E-Mail-Postfach oder nagende Selbstzweifel handelt, reagiert dein Körper, als wäre dein Leben bedroht. Alltägliche Signale werden so zu Stressoren. Die Nebennieren werden angewiesen, Cortisol auszuschütten und deinen Körper auf eine Kampf- oder Flucht-Reaktion vorzubereiten, indem sie Herzfrequenz und Blutdruck erhöhen und Energie von langfristigen Prozessen wie Verdauung und Immunfunktion abziehen.

Exkurs: Innere und äußere Stressoren

Dein Nervensystem reagiert nicht nur auf offensichtliche Bedrohungen, sondern auch auf subtile Signale, sogenannte Stressoren, die wir grob in zwei Kategorien einteilen können: äußere und innere Stressoren. Das Verständnis dieser verschiedenen Stressquellen ist entscheidend für eine wirksame Nervensystemregulation.

Äußere Stressoren: Die sichtbaren Herausforderer
Äußere Stressoren sind all jene Reize und Situationen in deiner Umgebung, die dein Nervensystem aktivieren, zum Beispiel

- E-Mail-Benachrichtigungen und Pop-ups auf deinem Smartphone
- Unterbrechungen und Multitasking während konzentrierter Arbeit
- Zeitdruck und unrealistische Deadlines
- helles, flackerndes Kunstlicht in Büroräumen
- der Kollege, der ständig mit dem Fuß wippt oder mit dem Stift klickt
- Verkehrslärm und Stadtgeräusche, die du schon gar nicht mehr bewusst wahrnimmst
- die Nachrichtenflut mit beunruhigenden Meldungen aus aller Welt
- überfüllte Supermärkte oder öffentliche Verkehrsmittel
- chemische Reize oder starke Gerüche

Innere Stressoren: Die verborgenen Unruhestifter
Weitaus unterschätzter sind allerdings die inneren Stressoren, zum Beispiel deine Gedanken, Überzeugungen und emotionalen Muster, die dein Nervensystem von innen heraus aktivieren können, zum Beispiel

- der ständige innere Kritiker (»Das hätte ich besser machen können«) und limitierende Glaubenssätze (»Ich muss immer stark sein« oder »Ruhe ist Zeitverschwendung«)

- Grübeln über vergangene Ereignisse oder Sorgen über die Zukunft
- perfektionistische Ansprüche an die eigene Leistung
- Gedankenkarusselle, die besonders nachts nicht zur Ruhe kommen
- unterdrückte oder nicht ausgedrückte Gefühle, besonders Angst, Wut, Scham, Schuld oder Trauer
- traumatische Erinnerungen, die durch bestimmte Sinnesreize (re-)aktiviert werden
- der Widerspruch zwischen deinen Werten und deinem täglichen Handeln
- das ständige Gefühl, nicht authentisch sein zu können

Das Tückische an diesen inneren Stressoren ist, dass dein Körper nicht zwischen einer realen äußeren Bedrohung und einem bedrohlichen Gedanken unterscheiden kann. Die physiologische Stressreaktion wird in beiden Fällen aktiviert – oft sogar stärker und anhaltender bei inneren Stressoren, da die »Bedrohung« nicht verschwindet, sondern in deinem Kopf bleibt.

Entscheidend für deine Nervensystemregulation ist das Verständnis, dass innere und äußere Stressoren sich gegenseitig verstärken können. Ein Beispiel: Der äußere Stressor eines vollen E-Mail-Postfachs kann den inneren Stressor »Ich schaffe das nie« triggern, was zu einer erhöhten Anspannung führen kann, die wiederum deine Wahrnehmung für weitere äußere Stressoren (wie Geräusche oder Unterbrechungen) erhöhen kann.

Ein durch innere und/oder äußere Stressoren chronisch dysreguliertes Nervensystem kann die Produktion wichtiger Hormone stören, da dein Körper, wenn er im Überlebensmodus ist, der Produktion von Stresshormonen Vorrang einräumt. Bei Menschen mit Zyklus kann der Dominoeffekt, der durch ein dysreguliertes Nervensystem entstehen kann, besonders ausgeprägt sein. Der Grund: Ihr Hormonsystem ist durch die natürlichen Veränderungen im Zyklusverlauf komplexer und kann daher sensibler auf Störungen reagieren. Ein Beispiel, das du bereits aus den vorherigen Kapiteln kennst: Chronischer Stress und ein überaktiviertes Nervensystem können die Produktion von Progesteron beeinträchtigen und so eine Östrogendominanz fördern.

Die gute Nachricht ist allerdings auch hier: Du kannst dein Nervensystem wieder regulieren und damit dein hormonelles Gleichgewicht unterstützen und dein Energielevel erhöhen. Ein reguliertes Nervensystem zeichnet sich durch drei Hauptmerkmale aus:

- Flexibilität: die Fähigkeit, zwischen Aktivierung und Ruhe, also zwischen dem sympathischen und dem parasympathischen Modus zu wechseln
- Resilienz: die Fähigkeit, nach stressigen Situationen zur Ruhe zurückzukehren
- Responsivität: die Fähigkeit, angemessen auf unterschiedliche Situationen zu reagieren

Durch Übungen, die du in diesem Kapitel kennenlernst, kannst du diese Bereiche stärken und dein Nervensystem zu seinem natürlichen Gleichgewicht zurückführen. Aber zuerst solltest du wissen, woran du erkennen kannst, ob dein Nervensystem in Balance ist oder nicht.

Anzeichen eines dysregulierten Nervensystems

Ein dysreguliertes Nervensystem erkennst du an unterschiedlichen körperlichen und mentalen Zuständen. Diese Anzeichen zu verstehen ist der erste Schritt, um bewusst gegensteuern zu können, dein Nervensystem zu regulieren und so deine Energie zurückzugewinnen.

Lass uns zuerst über dein Verdauungssystem sprechen: Dein Bauch spricht nämlich eine ziemlich deutliche Sprache, wenn es um den Zustand deines Nervensystems geht. Es ist faszinierend, wie eng diese Verbindung ist (der Begriff »Bauchhirn« oder »zweites Gehirn« für deinen Verdauungstrakt kommt nicht von ungefähr). Mit seinen über 100 Millionen Nervenzellen bildet der sich im Bauchraum erstreckende Teil deines Nervensystems ein komplexes Netzwerk, das in ständiger Kommunikation mit deinem Gehirn steht. Diese Darm-Hirn-Achse ist so sensibel, dass Dysregulationen in deinem Nervensystem sich oft als Erstes durch Verdauungsprobleme bemerkbar machen, lange bevor andere Symptome auftreten. Das erklärt, warum viele Menschen unter einem Hin und Her zwischen Verstopfung und Durchfall ohne erkennbare Ernährungsursache leiden. Auch eine plötzlich aufkommende Übelkeit vor wichtigen Gesprächen oder Prüfungen oder ein krampfender Magen, der dir zeigt, dass du Angst hast oder dich unsicher fühlst, kommen dir vielleicht bekannt vor.

Diese Symptome sind keine Einbildung. Sie sind konkrete biologische Reaktionen deines Körpers: Wenn dein Sympathikus (dein Aktivierungssystem) überaktiv ist, werden Ressourcen von der Verdauung abgezogen. Der Blutfluss wird umgeleitet, die Darmmuskeln verkrampfen sich, die Produktion von Verdauungsenzymen wird gedrosselt und die Darmperistaltik (also die Bewegungen deines Darms) verändert sich. Außerdem kann sich die Darm-Mikrobiom-Zusammensetzung unter chronischem Stress verändern, was wiederum Entzündungsprozesse fördern und die Darmbarriere beeinträchtigen kann.

Neben deinem Verdauungssystem ist auch deine Atmung ein unmittelbarer Spiegel des Zustands deines Nervensystems und gleichzeitig ein kraftvolles Werkzeug für dessen Regulation. Eine flache, schnelle Atmung in die obere Brust hinein, ein häufiges unwillkürliches Seufzen oder Gähnen (der Körper versucht, tiefere Atemzüge zu erzwingen), das Gefühl, nicht tief genug einatmen zu können, oder Atemaussetzer bzw. das Gefühl, den Atem anhalten zu müssen, können Hinweise auf ein dysreguliertes Nervensystem sein. Diese veränderten Atemmuster beeinflussen direkt deinen Sauerstoffhaushalt und können zu weiteren Symptomen wie Schwindel, Benommenheit oder Erschöpfung führen.

Ein dysreguliertes Nervensystem hält oft bestimmte Muskelgruppen in chronischer Anspannung – ein evolutionär sinnvoller Mechanismus für kurzzeitige Gefahrensituationen, der jedoch bei anhaltender Aktivierung zu Schmerzen und Erschöpfung führen kann. Chronische Anspannungen können sich zeigen durch einen verspannten Kiefer oder Zähneknirschen, Nackenschmerzen und Schulterverkrampfungen, chronische Rücken- oder Hüftschmerzen ohne strukturelle Ursache (meine ganz persönliche Schwachstelle) oder durch Kopfschmerzen. Diese körperlichen Verspannungen verbrauchen hohe Mengen an Energie: Stell dir vor, du würdest einen schweren Koffer stundenlang festhalten, ohne ihn abzustellen. Genauso anstrengend ist es für deinen Körper, diese chronischen Spannungsmuster aufrechtzuerhalten. Dein Energielevel kann dadurch sinken.

Daneben ist dein Schlaf ein zuverlässiger Indikator für den Zustand deines Nervensystems. Leidest du regelmäßig unter Einschlafproblemen, obwohl du körperlich müde bist? Wachst du nachts häufig auf, besonders zwischen 2 und 4 Uhr morgens? Hast du einen unruhigen, nicht erholsamen Schlaf und bist morgens regelmäßig erschöpft? Fällt es dir schwer, tagsüber abzuschalten und zur Ruhe zu kommen? All das können Hinweise auf ein dysreguliertes Nervensystem sein. Diese Störungen können durch ein überaktiviertes Nervensystem, das nicht oder nur schwer in den Parasympathikusmodus wechseln kann, zustande kommen, oder durch nächtliche Cortisol-Ausschüttungen als Reaktion auf einen zu stark absinkenden Blutzucker. Gestörte Schlafmuster haben meist unmittelbare Auswirkungen auf dein Energielevel am Tag. Vielleicht bist du morgens extrem erschöpft, hast Energieeinbrüche zu bestimmten Tageszeiten (besonders nachmittags) oder das Gefühl, gleichzeitig erschöpft und aufgekratzt zu sein.

Oder du kennst plötzliche Energieschübe in Stresssituationen, gefolgt von einem tiefen Energieabfall. Vielleicht merkst du aber auch, dass du ständig Zucker oder Koffein brauchst, um dein Energielevel halbwegs stabil zu halten.

Ein dysreguliertes Nervensystem kann sich ebenso in einer emotionalen Instabilität zeigen, also zum Beispiel in plötzlichen Stimmungsschwankungen ohne erkennbaren Auslöser, übermäßigen emotionalen Reaktionen auf kleinere Frustrationen – häufig verstärkt durch den fast zwanghaften Gedanken, »alles perfekt machen zu müssen« – oder in Gefühlen von Bedrohung oder Unsicherheit ohne konkreten Auslöser. Aber auch Gefühllosigkeit oder ein Gefühl von Taubheit in Situationen, die eigentlich emotional berühren sollten, können ein Anzeichen für ein dysreguliertes Nervensystem sein. Diese emotionalen Muster können entstehen, wenn dein Nervensystem die Aktivität in deinem präfrontalen Kortex (dem »denkenden Gehirn«) reduziert, während es die Amygdala (dein »Alarmsystem«) überaktiviert. Dies kann auch Auswirkungen auf deine kognitiven Fähigkeiten haben, die sich zum Beispiel im sogenannten »Brain Fog« (Gehirnnebel oder das Gefühl, nicht klar denken zu können) zeigen können. Möglich sind darüber hinaus Konzentrationsschwierigkeiten und eine verkürzte Aufmerksamkeitsspanne, Schwierigkeiten, neue Informationen zu behalten, ständiges Gedankenkreisen oder Grübeln, das sich nicht abstellen lässt, oder auch Probleme mit der Entscheidungsfindung oder Prioritätensetzung.

Die drei wichtigsten Schritte für ein reguliertes Nervensystem

Das kannst du tun, um dein Nervensystem dabei zu unterstützen, wieder zurück ins Gleichgewicht zu kommen.

Schritt 1: Finde die Balance zwischen Aktivierung und Ruhe

Der Schlüssel zu einem regulierten Nervensystem liegt *nicht* im Vermeiden bestimmter Situationen, sondern in der richtigen Balance zwischen den beiden Hauptzuständen: Aktivierung und

Ruhe. In einer Gesellschaft, in der wir zahlreichen äußeren wie inneren Stressoren ausgesetzt sind, ist der Parasympathikus dein wichtigster Verbündeter für ein reguliertes Nervensystem. Er verlangsamt die Stressreaktion, was zu einer sanfteren Verarbeitung von Reizen führt. Zudem löst die Aktivierung des Parasympathikus kaum Stresshormone aus und gibt dir ein tiefes Gefühl von Sicherheit und Entspannung. »Parasympathische Pausen« zwischen Aktivierungsphasen regulieren dein überreiztes Nervensystem. Besonders wirkungsvoll sind kurze, aber regelmäßige Ruhephasen, wie sie bei bewussten Atemübungen, Mikro-Meditationen und kurzen Auszeiten in der Natur entstehen.

Das kannst du konkret tun: Versuche, bei jeder Aktivitätsphase eine anschließende Ruhephase in der Länge von mindestens 10 % der Aktivitätszeit einzuplanen – sei es nach einem Meeting, nach konzentrierter Arbeit oder nach körperlich anstrengenden Tätigkeiten. Gehe zum Beispiel spazieren, schließe kurz die Augen, verbringe Zeit mit lieben Menschen oder gehe einem Hobby nach. Auch Musik hören, summen oder singen können dich in einen Zustand der Entspannung bringen.

Schritt 2: Finde deinen Rhythmus und bleibe am Ball

Wenn es um ein reguliertes Nervensystem geht, spielt nicht nur eine entscheidende Rolle, *was* du tust, sondern auch *wann* und *wie regelmäßig*. Dein Nervensystem profitiert viel stärker von regelmäßigen, kleinen Pausen, als von einer einzigen großen Pause. Eine der wichtigsten Strategien für ein reguliertes Nervensystem ist daher das Einhalten relativ regelmäßiger Rhythmen bzw. kleiner Pausenzeiten. Wie viele kleine Pausen du konkret brauchst, um dein Nervensystem zu regulieren, ist je nach Person, Temperament, Lebenssituation und aktuellen Nervensystem-Zustand sehr unterschiedlich. Meine Erfahrung ist jedoch, dass viele Menschen vor allem von einem kurzen Morgenritual innerhalb der ersten ein bis zwei Stunden nach dem Aufwachen profitieren. Damit meine ich nicht, dass du stundenlang meditieren oder Yoga machen sollst, wenn dich das zeitlich unter Druck setzt.

Viel hilfreicher sind Mini-Rituale wie z.B. ausgiebiges Strecken nach dem Aufwachen, drei tiefe Atemzüge oder dein Lieblingslied, das du jeden Tag direkt nach dem Aufwachen hörst. Weniger entscheidend ist die Dauer dieses Rituals als die Kontinuität: Wähle dein Ritual so, dass du es möglichst jeden Tag umsetzen kannst. So signalisierst du deinem Nervensystem von Beginn an: Heute ist ein sicherer Tag, in dem wir in Balance bleiben.

Das kannst du konkret tun: Schau dir an, wie regelmäßig und zu welchen Tageszeiten du arbeitest, isst, dich bewegst und zur Ruhe kommst. Du kommst morgens nur schwer in Gang? Starte mit einer sanften Aktivierung, vor allem wenn du jahrelang zum Team »hektischer Morgen« gehört hast. Baue über den Tag verteilt nicht nur Arbeitsblöcke, sondern auch bewusste Übergangsphasen ein, um dein Nervensystem vor abrupten Wechseln zu schützen. Ideale Übergangsrituale sind kurze Atemübungen, ein Glas Wasser zu trinken oder ein kurzer Spaziergang um den Block. Ich selbst gehe in der Regel morgens und mittags jeweils ca. 10–15 Minuten spazieren.

Schritt 3: Finde versteckte Stressoren in deinem Alltag

Selbst mit einer perfekten Balance zwischen Aktivierung und Ruhe und ganz viel Kontinuität in deinen täglichen Routinen kann dein Nervensystem immer noch dysreguliert sein, wenn du die versteckten Stressoren in deinem Alltag nicht identifizierst. Diese heimlichen Saboteure können selbst die beste Regulationsstrategie untergraben und dich im Kreislauf von Überaktivierung und Erschöpfung gefangen halten. Beginnen wir mit dem offensichtlichsten, aber oft am meisten unterschätzten Stressor: (digitale) Reizüberflutung. Sie versteckt sich in zahllosen alltäglichen Momenten – vom morgendlichen Nachrichtenscrollen über ständige Benachrichtigungen bis hin zu abendlichem Netflix-Binge-Watching und dem Gefühl, ständig für Freunde, Kollegen und Familie erreichbar sein zu müssen. Die digitale Überflutung kann unzählige Auswirkungen auf dein Nervensystem haben, darunter Daueraktivierung, gestörte Tiefschlafphasen, visuelle Überstimulation und soziale Vergleichsprozesse. All diese Dinge können – zumindest, wenn du sie ohne bewusste Pausen und Grenzen konsumierst – zu einer chronischen Nervensystem-Aktivierung und anschließender Erschöpfung führen.

Auch vermeintlich »gesunde« Verhaltensweisen wie übermäßiger Sport (vor allem in der späten Lutealphase und in der Menstruationsphase), ständige Selbstoptimierung oder extreme Disziplin können dein Nervensystem überfordern. Kombiniere solche herausfordernden Aktivitäten daher immer mit ausreichenden Regenerationsphasen. Das Gleiche gilt für soziale Interaktionen. Der dysregulierende Effekt kann besonders stark sein, wenn du Zeit mit Menschen verbringst, die selbst ein dysreguliertes Nervensystem haben, deren Kommunikationsstil bei dir Unsicherheit auslöst oder bei denen du ständig das Gefühl hast, nicht du selbst sein zu können. Aber auch zu wenig soziale Verbindung oder Isolation können dein Nervensystem in einen Alarmzustand versetzen.

Das kannst du konkret tun: Führe ein Stressoren-Tagebuch und beobachte, nach welchen Aktivitäten, Begegnungen oder in welchen Umgebungen du dich besonders aktiviert oder erschöpft fühlst. Lies dir dafür noch einmal den Exkurs »Innere und äußere Stressoren«, S. 113 f., durch. Frage dich, in welchen Situationen du sichtbaren Herausforderern (äußere Stressoren) und/oder verborgenen Unruhestiftern (innere Stressoren) ausgesetzt bist. Wie fühlst du dich während und nach der Konfrontation mit diesen Stressoren? Wie könntest du diese Stressoren reduzieren oder ihre Wirkung auf dein Nervensystem abschwächen, indem du zum Beispiel bewusste Pausen und Gegenmaßnahmen in deinen Tagesablauf einbaust?

Wichtig an dieser Stelle: Es geht nicht darum, *alle* potenziellen Stressoren komplett aus deinem Leben zu streichen! Das wäre weder möglich noch wünschenswert. Aber ein bewusster Umgang damit ist sehr hilfreich, wenn du dein Nervensystem regulieren möchtest, um deine Hormone zurück ins Gleichgewicht zu bringen und wieder mehr Energie zu haben. Für mich persönlich heißt eine Regulierung des Nervensystems auch, dass ich sehr bewusst steuere, welche Informationen, Dinge und Menschen ich an mich heranlassen möchte. So konsumiere ich beispielsweise seit einigen Jahren nahezu keine Nachrichten mehr (inzwischen lese ich selektiv die Tageszeitung, aber ich schaue weder Nachrichten im Fernsehen, noch lese ich Online-Zeitungen o.ä.). Außerdem habe ich den Kontakt zu Menschen, die mir Energie abziehen, deutlich eingeschränkt. Ich weiß beispielsweise genau, dass Kontakt mit Menschen, die häufig über andere lästern, ständig schwarzmalen und gerne anderen die Schuld an ihrer aktuell schwierigen Lebenssituation geben (also in ihrer Opferrolle verharren), meinem Nervensystem nicht guttun. Manchmal fällt mir die Entscheidung, mich so hart von Menschen, Situationen und Informationen abzugrenzen, nicht leicht. Allein schon die Entscheidung, keine Nachrichten zu konsumieren, hat mich viele schlaflose Nächte gekostet – immerhin habe ich Politikwissenschaft studiert und bin eigentlich sehr interessiert am Weltgeschehen. Aber ich weiß, dass dieser Verzicht aktuell für mich gut und richtig ist. Wenn du vor ähnlichen Entscheidungen stehst, um dein Nervensystem zu regulieren (oder ganz allgemein: um Veränderungen in dein Leben zu holen), lies dir unbedingt das Kapitel »Stärke deine Intuition« ab S. 158 durch. Darin sage ich dir, wie du bessere Entscheidungen für dich triffst.

Sanfte und effektive Nervensystemregulation

Eines der mächtigsten Werkzeuge, mit denen du dein Nervensystem regulieren kannst, trägst du tief in dir: deine Gedanken. Die Art, wie du denkst, wie du Situationen wahrnimmst und interpretierst, hat einen unmittelbaren und tiefgreifenden Einfluss auf dein Nervensystem – und damit auf dein Energielevel. Eines der wichtigsten Tools, das du nutzen kannst, um dein Nervensystem zu regulieren, ist daher ein achtsamer Umgang mit deinen eigenen Gedanken. Wenn du vollständig im gegenwärtigen Moment präsent bist, ohne zu urteilen, ohne dich selbst oder andere abzuwerten, bringst du dein Nervensystem aus dem Überlebensmodus in ruhigeres Fahrwasser. Mit deiner gedanklichen Präsenz im Hier und Jetzt unterbrichst du das chronische Gedankenkreisen, das oft unbemerkt enorme Mengen an Energie verschlingt. Jeder Moment, in dem du vollständig präsent bist, gibt deinem System die Chance zur Regeneration.

Das achtsame Sein im Hier und Jetzt reduziert die Ausschüttung von Stresshormonen, fokussiert deine Aufmerksamkeit, optimiert deine Atem- und Herzfrequenzvariabilität, verstärkt deine Körperwahrnehmung (wodurch du eine Dysregulation früher erkennen und gegensteuern kannst) und steigert die Qualität deiner Erholungsphasen. Um es ganz klar zu sagen: Zwei Minuten achtsame Pause (z. B. mit einer kleinen Atemübung) regenerieren mehr als eine Stunde abgelenktes »Entspannen« mit deiner Lieblings-Netflix-Serie.

Was uns häufig davon abhält, achtsam und gedanklich im Hier und Jetzt zu sein, sind allerdings unsere (limitierenden) Glaubenssätze. Diese (oft unbewussten) Überzeugungen über dich selbst und die Welt wirken wie Filter, die bestimmen, was dein Nervensystem als sicher oder bedrohlich einstuft – und was du dir selbst an Entspannung und Erholung zugestehst und was nicht. Ein einziger limitierender Glaubenssatz wie »Ich muss immer funktionieren« oder »Ausruhen ist Zeitverschwendung« kann dein Nervensystem in einem Dauerzustand der Aktivierung halten.

Die gute Nachricht ist: Diese Glaubenssätze sind nicht wahr (lies das noch mal)! Sie sind nur eine Version, die du dir über dich selbst und über die Welt um dich herum erzählst. Und du kannst sie jederzeit verändern. Ja, es braucht etwas Zeit und Übung und manchmal auch professionelle Unterstützung, aber es ist möglich, dein Gehirn mit neuen, unterstützenden Glaubenssätzen zu »füttern« und dir selbst dadurch ein tiefes Gefühl der Sicherheit zu geben. Wie du limitierende Glaubenssätze loslässt und neue, unterstützende Glaubenssätze verankerst, lernst du in Kapitel »Transformiere dein Mindset«, S. 166 ff.

Bei der Regulation deines Nervensystems brauchst du dich aber nicht allein auf deine Gedanken zu verlassen. Auch dein Körper ist ein wirkungsvolles Werkzeug, mit dem du dein Nervensystem regulieren kannst. Eine Möglichkeit, das Nervensystem über körperbezogene Übungen zu regulieren, sind sensomotorische Übungen. Diese einfachen Übungen ähneln leichten Yogaübungen und zielen darauf ab, die sogenannte sensomotorische Amnesie aufzulösen. Dieser von dem Somatiker Thomas Hanna geprägte Begriff beschreibt einen Zustand, in dem wir die bewusste Kontrolle über bestimmte Muskelgruppen verloren haben, weil sie durch chronische Stress- und Haltemuster »vergessen« wurden und ständig unter Anspannung stehen. Diese unwillkürlichen Muskelverspannungen, so Hanna, werden vom Gehirn nicht mehr als solche erkannt und können zu einem enormen Energieverlust führen, da dein Körper ständig gegen sich selbst arbeitet. Hannas somatische Übungen zielen darauf ab, diese neurologische Amnesie zu überwinden, indem sie die Kommunikation zwischen Gehirn und Muskeln wieder herstellen. Im Gegensatz zu passivem Dehnen oder Massagen sind diese Übungen aktive, langsame, bewusste Bewegungen mit gezielter Aufmerksamkeit auf die Empfindungen während der Übungen. Sie sollen direkt auf dein somatisches Nervensystem wirken und dabei helfen, übermäßige Spannungsmuster zu lösen, die dein autonomes Nervensystem chronisch aktivieren. Viele meiner Kundinnen berichten von einem gesteigerten Körperbewusstsein durch die Übungen. Und genau dieses Körperbewusstsein kann dabei helfen, Dysregulation früher zu erkennen und effizienter gegenzusteuern.

Ein kurzes Video mit sensomotorischen Übungen, die sich leicht in deinen Alltag integrieren lassen, findest du unter www.reginaahrens.de/buch/low-battery

Du hast keine Lust darauf, deine Gedanken zu verändern? Du bist keine große Freundin von Bewegung? Oder du willst einfach nur möglichst schnell in einen Zustand der vollkommenen Entspannung kommen, ohne aktiv etwas dafür zu tun? Dann ist dieser Exkurs von Denise Herzog genau das Richtige für dich.

Exkurs: Klang – der direkte Weg zur Systemberuhigung

Von Dr. med. Denise Herzog, Ärztin, Mind-Body-Medizinerin und Soundhealing-Mentorin

Stress ist für viele Menschen kein Ausnahmezustand mehr, sondern ein ständiger Begleiter. Die Folgen zeigen sich auf vielen Ebenen: Rückenschmerzen, Schlafprobleme, Konzentrationsstörungen, Verdauungsbeschwerden oder emotionale Erschöpfung. Viele Ansätze versprechen Erleichterung, aber den meisten fehlt ein zentraler Punkt: das unmittelbare, körperlich erfahrbare Erleben von Ruhe und Entspannung.

Denn viele Menschen *wissen* zwar kognitiv, dass Entspannung wichtig ist – aber sie können sich kaum noch daran *erinnern*, wie sich ein wirklich entspannter Zustand anfühlt. Hier setzt Klang an. Klang spricht nicht nur das Denken an, sondern auch das Nervensystem – direkt, unmittelbar, ohne Umwege. Er hilft uns, einen Zustand von innerer Ruhe nicht nur zu verstehen, sondern wieder zu erleben.

Wie Klang auf physikalischer und körperlicher Ebene wirkt

Klang entsteht durch regelmäßige, harmonische Schwingungen (im Gegensatz zu Geräuschen, die unregelmäßig, chaotisch und oft unvorhersehbar sind). Die Frequenzen von Klang stehen in einem geordneten, mathematischen Verhältnis zueinander. Das erzeugt ein Gefühl von Ordnung, Stabilität und Ruhe. Unser Körper erkennt diese Muster – und reagiert darauf mit Entspannung.

Aber Klang ist nicht nur ein schönes Hörerlebnis, er ist Energie in Bewegung. Physikalisch gesehen gehört Klang zur Gruppe des Schalls. Das bedeutet: Es handelt sich um Schwingungen, die sich in Form von Wellen ausbreiten und – sofern sie in einem bestimmten Frequenzbereich liegen – für unser Ohr hörbar sind. Diese Schallwellen wirken nicht nur auf unser Gehör. Sie werden auf verschiedenen Wegen in unseren Körper übertragen: über die Luft, die Haut, die Knochen – und besonders effektiv über Wasser.

Hier wird es spannend: Der menschliche Körper besteht zu rund 70 % aus Wasser. Und Schall breitet sich in Wasser etwa viermal schneller aus als in Luft. Das bedeutet: Klang durchdringt unseren Körper besonders intensiv und erreicht uns auf einer tiefen, körperlichen Ebene. Wir nehmen den Klang also nicht nur mit dem Ohr wahr – wir spüren ihn. Als feine Vibrationen. Als Resonanz. Als Berührung. Klang wirkt damit nicht nur akustisch, sondern auch somatisch – über das Fühlen, nicht nur über das Hören. Diese körperliche Wirkung macht Klang zu einem besonderen Werkzeug für die Regulation unseres Nervensystems. Er beruhigt, ohne dass wir aktiv etwas »tun« müssen. Und genau das macht ihn so wertvoll – besonders in Zeiten, in denen unser System bereits überfordert ist.

Klang berührt uns auf mehreren Ebenen:

- Mental durch einen sogenannten Brainwave-Shift: Klang kann die Gehirnwellen messbar verändern. Während wir im Alltag meist im aktiven, oft stressbeladenen Beta-Zustand sind, helfen bestimmte Frequenzen dabei, in Theta- oder sogar Delta-Zustände zu wechseln – Ebenen tiefer Entspannung, Kreativität und Regeneration. Das Besondere: Dieser Wechsel gelingt auch Menschen ohne Meditationserfahrung – ganz ohne aktives Zutun. Klang nimmt uns sozusagen »mit nach unten«.
- Physisch über spürbare Entspannungssignale: Schon nach wenigen Minuten Klangwahrnehmung können erste körperliche Veränderungen eintreten: Die Muskulatur entspannt sich, der Kiefer wird weicher, Speichel bildet sich – ein Zeichen, dass der Parasympathikus aktiviert wird.
- Emotional über die Freisetzung von Serotonin: Klang kann die Ausschüttung von Serotonin fördern – einem der wichtigsten Botenstoffe für Wohlbefinden und emotionale Stabilität. Viele Menschen berichten nach einer Klangmeditation von innerer Ruhe, Leichtigkeit oder dem Gefühl, »endlich wieder bei sich zu sein«.
- Spirituell durch Verbindung und Sinn: Klang wurde in fast allen Kulturen als Weg zur inneren Ausrichtung genutzt. Gregoriani-

sche Gesänge, schamanisches Trommeln, Mantra-Singen, Rosenkranz-Rezitation – sie alle nutzen Klang als Werkzeug für Verbindung: mit sich, mit anderen, mit etwas Größerem.

Ein Klangbad (engl. Soundbath) ist wie eine innere Dusche für dein Nervensystem. Du liegst entspannt und wirst von den Klängen verschiedener Instrumente wie Kristallklangschalen, Gongs oder Koshis umhüllt. Ob live angeleitet oder als Aufnahme: Eine Klangmeditation lädt dich ein, ohne aktive Anstrengung in einen Zustand tiefer Entspannung zu gleiten. Ideal als Start in den Tag, als Mini-Auszeit zwischendurch oder abends zum Runterkommen. Schon 10–15 Minuten reichen aus, um dein Nervensystem zu entspannen. Aber du brauchst nicht unbedingt ein Klangbad oder eine Klangmeditation – du kannst auf ganz einfache Art und Weise mehr Klang in dein Leben holen. Dafür brauchst du weder eine vollständige Klangschalensammlung noch spezielle Vorkenntnisse. Schon einfache Rituale und bewusste Klangmomente können einen großen Unterschied machen:

Deine Stimme ist ein wunderbares Klanginstrument. Summen beruhigt den Vagusnerv, unterstützt die Selbstregulation und stärkt dein Körpergefühl. Schon 2–3 Minuten bewusstes Summen täglich haben spürbare Effekte.

Hier eine kurze Anleitung:

1. Finde einen bequemen Sitz – egal, ob auf dem Stuhl, auf der Matte oder im Schneidersitz.
2. Atme tief ein – und mit der Ausatmung summe. Du kannst dich dabei an einem summenden Bienenklang orientieren (»mmmmmmm«), oder auch an dem genussvollen »mmmhh«, das wir von wohlschmeckendem Essen kennen. Die Lippen bleiben locker geschlossen, die Zunge liegt entspannt im Mundraum.
3. Spüre die entstehende Vibration – besonders im Kopf, im Brustkorb und manchmal sogar im Bauchraum.
4. Summe für 3–5 Minuten – gerne mit Pausen dazwischen.

Mein Fazit: Klang muss kein großes Ritual sein. Oft genügt ein Ton. Ein Moment der Stille danach. Und das bewusste Spüren: Ich bin da. Ich atme. Ich komme an.

Du möchtest ein Klangbad erleben? Unter www.reginaahrens.de/buch/low-battery findest du eine kostenfreie Klangmeditation zum Download – oder besuche ein Klangbad in deiner Nähe.

Du siehst: Die Möglichkeiten zur Nervensystemregulation sind vielfältig. Egal, ob du mit deinem Mindset oder deinem Körper arbeiten willst – oder ob es dir eher liegt, dein Nervensystem »passiv« (wie von Denise Herzog geschildert) zu regulieren: Für jeden Menschen und jede Lebenssituation gibt es genug Auswahl. Wichtig für dich: Es geht nicht darum, dass du alle hier vorgestellten Möglichkeiten nutzen musst, um erste Effekte (mehr Energie) zu erzielen. Suche dir einfach eine der Maßnahmen aus, von der du denkst, dass sie sich gut in deinen Alltag integrieren lässt. Teste sie und beobachte, was passiert. Tut sie dir gut, mach mehr davon. Tut sie dir nicht gut oder lässt sie sich nur schwer in deinen Alltag integrieren, teste die nächste Maßnahme aus. Ein Beispiel aus meinem Alltag: Ich habe leider viel zu selten Zeit, ein Klangbad mit Kristallklangschalen zu besuchen. Dafür habe ich eine App auf meinem Handy, die die heilenden Effekte der Sound-Medizin nutzt und mit binauralen Klängen arbeitet. Zwischendurch höre ich mir eine von Denises Klangbädern an, die ich auf meinem Handy gespeichert habe. Ich bin mir sicher, dass auch du etwas für dich findest.

Wie du deinen Zyklus nutzen kannst, um deine Nervensystemregulation noch gezielter (und damit effizienter) entlang deines infradianen Rhythmus zu verfeinern, erfährst du jetzt.

Female Destress – so regulierst du dein Nervensystem im Zyklusverlauf

Es kann gut sein, dass du auf den vorherigen Seiten Dinge über dein Nervensystem gelernt hast, die du bisher nicht wusstest. Zum Beispiel, in welch enger Beziehung es zu deinem Hormonsystem steht. Oder wie wichtig es ist, ein Gleichgewicht zwischen Anspannung und Entspannung herzustellen. Viele Menschen sind auch überrascht, dass es keine aufwändigen Techniken oder stundenlange Meditationssitzungen braucht, um das Nervensystem zu regulieren. Viele der vorgestellten Maßnahmen, die meine Kundinnen und ich nutzen, lassen sich ziemlich einfach in jedem noch so vollgepackten Alltag unterbringen (konkrete Anleitung findest du im Kapitel »Gehe in kleinen Schritten«, S. 162 ff.). Vielleicht war dir bisher auch nicht bewusst, dass du mit der Regulation deines Nervensystems direkten Einfluss auf deinen Blutzucker nehmen kannst. Gerade dieser letzte Punkt sorgt häufig für großes Aufsehen, wenn ich darüber spreche. Die allermeisten Menschen denken nämlich bei einem stabilen Blutzucker ausschließlich an die Ernährung.

Wichtig ist für dich: Ein stabiler Blutzucker ist die Basis für ein hormonelles Gleichgewicht (jeden Tag und im Zyklusverlauf). Einen stabilen Blutzucker erreichst du einerseits mit meinen Ernährungsempfehlungen aus dem Kapitel »Iss dich fit« ab S. 43, und andererseits mit den Empfehlungen zur Nervensystemregulation, die du in diesem Kapitel kennenlernst. Dabei gibt es Empfehlungen, die du jeden Tag bzw. ganz grundsätzlich nutzen kannst, um dein Nervensystem zu regulieren, indem du dich zum Beispiel häufiger in einen Zustand der tiefen Entspannung bringst. Andere Maßnahmen, die du in diesem Kapitel kennenlernst, zielen darauf ab, dass du deinen Alltag so gut es geht an den Stärken ausrichtest, die deine vier Zyklusphasen mit sich bringen. Wenn dir das gelingt, kannst du mit verhältnismäßig wenig Aufwand noch bessere Ergebnisse erzielen und dadurch deutlich weniger Druck verspüren. Dein Nervensystem kann in den parasympathischen Modus wechseln, weil es nicht mehr das Signal bekommt, ständig in Anspannung sein zu müssen, da du Dinge tust, die dir eigentlich in diesem Moment nicht entsprechen bzw. die ein hohes Maß an mentaler oder körperlicher Anstrengung erfordern. Der Effekt: Es bleibt mehr Energie übrig.

In einer Welt, die nach dem Takt der 24-Stunden-Uhr tickt, vergessen wir nämlich leicht eine Sache: Nicht alle Körper folgen ausschließlich diesem hormonellen (also dem zirkadianen) Rhythmus. Unsere Gesellschaft orientiert sich extrem stark am 24-Stunden-Rhythmus (und so gut wie gar nicht am Monatsrhythmus von Menschen mit Zyklus). Das zeigt sich in starren Arbeitszeiten, gleichbleibenden Terminkalendern und dem subtilen Druck, täglich genau gleich funktionieren zu müssen. Wir haben gelernt, mit Kaffee, Zucker und reiner Willenskraft natürliche Energieschwankungen zu überspielen. Doch diese zirkadiane Erwartung ist für viele Menschen mit Zyklus auf Dauer eine biologische Unmöglichkeit. Es ist ein bisschen so, als würdest du versuchen, ein Orchester zu dirigieren, obwohl du nur die Partitur der Violin-Stimme zur Hand hast. Das Ergebnis? Chronische Erschöpfung, Schuldgefühle und ein ständiger Kampf gegen den eigenen Körper.

Unsere zyklisch bedingten Veränderungen sind keine Schwäche oder Störung – sie sind eine hochkomplexe biologische Choreografie, die evolutionär über Jahrtausende optimiert wurde. Und sie beeinflussen nicht nur offensichtliche Aspekte wie Energie und Stimmung, sondern auch subtilere Faktoren wie deine Stressresilienz und deine kognitiven Stärken. Ich nenne das die »infradiane Realität«. Sie umfasst alle natürlichen Veränderungen im Zyklusverlauf. Ein Beispiel dafür, wie sich deine Stärken im Verlauf eines Monats zeigen können, findest du in dieser Abbildung.

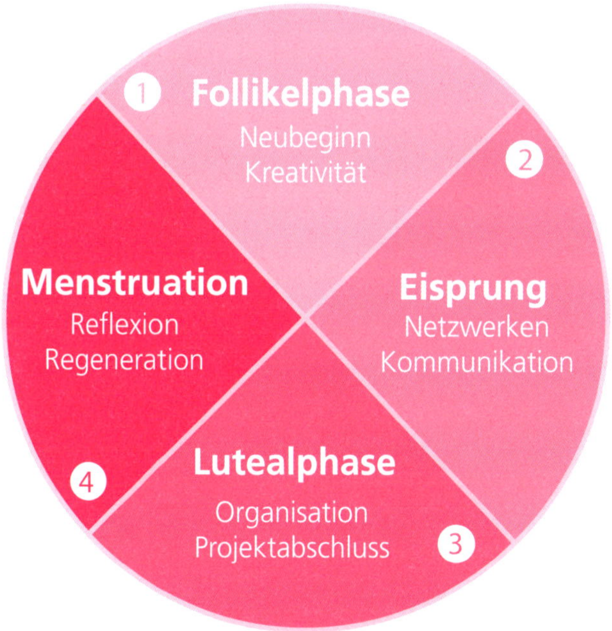

Du bist dir nicht ganz sicher, in welcher Zyklusphase du dich gerade befindest? Schau dir noch mal das Kapitel »Wie du deine Zyklusphasen erkennst«, S. 73 an. Um dein Nervensystem anhand deines Zyklusverlaufs regulieren zu können, ist es – genau wie bei der zyklusbewussten Ernährung – nicht wichtig, dass du *exakt* weißt, an welchem Tag im Zyklus du dich befindest. Erinnere dich: Die einzelnen Zyklusphasen gehen ineinander über und es ist vollkommen in Ordnung, zum Beispiel Empfehlungen für die Follikelphase noch zu Beginn der Eisprungphase umzusetzen.

Du wirst merken: Es eröffnen sich vollkommen neue Perspektiven, wenn wir beginnen, *mit* unserem infradianen Rhythmus statt *gegen* ihn zu arbeiten. Das bedeutet, unsere Erwartungen, Aktivitäten und Selbstfürsorgepraktiken an die natürlichen Phasen unseres Zyklus anzupassen.

Hinweis: Die Abschnitte zu den einzelnen Zyklusphasen sind genau gleich aufgebaut, sodass es egal ist, bei welcher Zyklusphase du anfängst zu lesen. Vielleicht startest du mit der Zyklusphase, in der du dich gerade befindest. Oder du beginnst in der Phase, in der du dich üblicherweise am wenigsten gut und vielleicht auch generell sehr müde fühlst.

Female Destress in der Follikelphase – dein hormoneller Frühling

In der Follikelphase hat dein Nervensystem eine natürliche Tendenz zu Flexibilität und Neugier gegenüber neuen Dingen. Wenn du zyklusbewusst an deiner Nervensystemregulation arbeitest, kann dies in der Follikelphase folgende Effekte haben:

- Du förderst deine kognitive Flexibilität und verstärkst deine kreative Problemlösungsfähigkeit. Du magst jetzt denken: »Kreativität brauche ich nicht und flexibel bin ich so oder so.« Aber das Maß an kognitiver Flexibilität und Kreativität ist entscheidend dafür, wie du den Rest deines Zyklus erlebst und wie du in der zweiten Zyklushälfte auf Stressoren reagierst.

- Du schaffst eine optimale Balance zwischen Wagnis und Sicherheit und unterstützt so deine natürliche Neigung zu Neuanfängen und kreativen Projekten.

Besonders wertvoll für dich in dieser Zeit ist Bewegung in der Natur, zum Beispiel Waldspaziergänge, leichtes Joggen, entspanntes Radfahren. Achtsame Dehnübungen und sanftes Yoga unterstützen die Flexibilität deines Körpers und können gleichzeitig dabei helfen, dein Nervensystem zu beruhigen. Kreative Aktivitäten wie Journaling, Zeichnen oder Brainstorming-Sessions nutzen die natürliche Kreativitätswelle dieser Phase und regulieren gleichzeitig dein Nervensystem, weil sie dir den Wechsel in den parasympathischen Modus ermöglichen können.

Achte darüber hinaus in der Follikelphase darauf, Dinge in deinen Tagesablauf zu integrieren, die deine Neugier anregen (neue Wege zu erkunden, neue Fähigkeiten auszuprobieren) und bei denen du neue Dinge lernst (Weiterbildung, Lesen). Diese Aktivitäten sind besonders wertvoll für die Follikelphase und unterstützen deine natürliche Neigung zum Wachstum. Halte die Intensität vor allem zu Beginn der Follikelphase moderat, damit dein Nervensystem angeregt, aber nicht überfordert wird.

Auf einen Blick

Die perfekte Regulationspraxis in der Follikelphase kombiniert immer:

- Bewusste Aktivierung: In dieser Phase besonders empfehlenswert sind aktives Atmen (wie die »Energieatmung« mit einer Einatmung, die länger ist als die Ausatmung), sanfte Bewegungsformen und stimulierende Sinneserfahrungen wie das Riechen ätherischer Öle mit belebenden Düften (Zitrone, Minze).
- Gezielte Pausen: Vor allem kurze, aber regelmäßige Momente der Stille, Mini-Meditationen von 1–3 Minuten und bewusste Übergänge zwischen Aktivitäten unterstützen die Balance in dieser Phase.

- Kognitive Herausforderungen: Mentale Aufgaben, die dich fordern, ohne dich zu überfordern, wie strategische Spiele oder das Erlernen neuer Fähigkeiten, stimulieren dein Gehirn auf nervensystemfreundliche Weise.
- Wichtig: Aktivierung sollte in der Follikelphase präsent sein, aber gerade zu Beginn der Follikelphase immer mit ausreichend Pausen kombiniert werden. Eine ausgewogene Mischung aus Stimulation und Ruhe unterstützt deine natürliche Energie und die gesunde Entwicklung deiner kreativen Impulse.

Praktische Umsetzung. Starte morgens mit einer kurzen Atemübung mit Fokus auf die Einatmung, idealerweise gefolgt von einigen sanften Dehnübungen. Diese einfache Praxis aktiviert deinen Stoffwechsel, bringt deinen Kreislauf in Schwung und bereitet dich optimal auf den Tag vor – der perfekte Start während der Follikelphase.

Ein besonders nützlicher Tipp: Überlege dir bereits während deiner Menstruationsphase, welche kleinen, kreativen Projekte du in der Follikelphase umsetzen möchtest. Bereite zu Beginn dieser Phase auch deine Umgebung vor, indem du für etwas Ordnung sorgst und Materialien für deine kreativen Vorhaben bereitstellst. Diese Basics erleichtern dir den Einstieg in die kreative Energie dieser Phase.

An hektischen Tagen greife ich zu einer einfachen Kombination aus einer 5-minütigen Gehmeditation, einer kurzen Schüttelübung für den ganzen Körper und drei tiefen, bewussten Atemzügen. Zwischendurch nutze ich die »5-4-3-2-1-Technik«: Ich benenne bewusst fünf Dinge, die ich sehe, vier Dinge, die ich höre, drei Dinge, die ich fühle, zwei Dinge, die ich rieche und ein Ding, das ich schmecke – eine perfekte Mini-Regulation für Zwischendurch, auch wenn ich am Schreibtisch oder im Zug sitze.

Reflexion. Dein persönlicher Weg in der Follikelphase

Nimm dir einen Moment Zeit und frage dich:

- Welche dieser Empfehlungen fühlt sich für mich intuitiv richtig an?

____

____

- Welchen Aspekt möchte ich als Erstes in meinen Alltag integrieren?

____

____

- Wann genau werde ich beginnen, diese Anpassungen umzusetzen?

____

____

Zusammenfassung. Die Essenz der Nervensystemregulation in der Follikelphase

- Die Follikelphase entspricht deinem inneren Frühling – eine Zeit des Neubeginns und der aufkeimenden Energie, ideal für sanfte Aktivierung und Kreativität.
- In dieser Phase profitiert dein Nervensystem besonders von einer Balance zwischen Stimulation und Integration, von kognitiven Herausforderungen und von einer allmählich steigenden Intensität deiner Aktivitäten.
- Deine Basics für diese Phase sind: Moderate Bewegung in der Natur, kreative Ausdrucksformen, bewusste Übergänge zwischen Aktivitäten und eine spielerische Erkundung neuer Möglichkeiten.

Female Destress in der Eisprungphase – dein hormoneller Sommer

In der Eisprungphase erreicht dein Nervensystem seinen natürlichen Höhepunkt an Resilienz, Flexibilität und nach außen gerichteter Energie – gezielte Regulationsübungen helfen dir, diese Stärken optimal zu nutzen. Wenn du zyklusbewusst mit deinem Nervensystem arbeitest, kann dies in der Eisprungphase folgende positive Effekte haben:

- Du optimierst deine kommunikativen Fähigkeiten und verbesserst deine verbale Ausdruckskraft. Deine kommunikative Klarheit ist entscheidend für alle Beziehungen – egal, ob beruflich oder privat. Denn sie bestimmt, wie gut du Grenzen setzen und einhalten kannst (gegenüber dir selbst und anderen Menschen). Und wenn du deine Wünsche und Grenzen in der Eisprungphase klar kommunizierst, wirst du auch in den anderen Zyklusphasen davon profitieren.
- Du schaffst ein optimales Gleichgewicht zwischen sozialer Verbindung und »in dir selbst ruhen«. Ein reguliertes Nervensystem in der Eisprungphase erlaubt dir, tiefe und authentische Verbindungen zu knüpfen. Du wirst bemerken, dass du nach Gesprächen weniger erschöpft bist und schneller regenerierst – ein Zustand, der nicht nur deiner sozialen Präsenz, sondern auch deinem Energielevel zugutekommt.

Besonders wertvoll für dich in dieser Zeit sind interaktive Bewegungsformen wie Tanzen, Gruppenworkouts, Ballsportarten oder gemeinsame Wanderungen. Wenn dir danach ist, lege schweißtreibende Sporteinheiten in diese Phase (die Eisprungphase eignet sich besonders gut zum Muskelaufbau). Gespräche mit anderen Menschen und bewusster Austausch in Gruppen nutzen deine natürliche verbale Stärke und fördern gleichzeitig die Regulation deines Nervensystems. Berufliche und private Projekte, die Zusammenarbeit erfordern, schaffen den idealen Rahmen, um deine kommunikativen Fähigkeiten in dieser Phase einzusetzen und zu verfeinern.

Integriere in der Eisprungphase gern auch bewusst Situationen, die deine natürliche Führungsstärke fördern (beruflich: zum Beispiel einen Workshop leiten, eine Präsentation halten, eine Gruppendiskussion moderieren; privat: zum Beispiel Streit schlichten, den Familienrat einberufen, einen gemeinsamen Urlaub planen) und deine Präsenz erhöhen (zum Beispiel Stimmübungen, bewusste Körperhaltung, Blickkontakt). Diese Aktivitäten sind besonders wertvoll für die Eisprungphase und unterstützen sowohl deine natürlichen kommunikativen Fähigkeiten als auch deine Fähigkeit, in herausfordernden Situationen reguliert zu bleiben.

Auf einen Blick

Die perfekte Regulationspraxis in der Eisprungphase kombiniert immer:

- Soziale Ko-Regulation: In dieser Phase besonders empfehlenswert sind tiefgehende Gespräche mit vertrauten Menschen, gemeinsames Lachen und (sportliche) Aktivitäten, die in dir ein Gefühl von Verbundenheit auslösen. Dein Nervensystem ist jetzt besonders empfänglich für die regulierende Wirkung von sozialen Interaktionen, die du als unterstützend empfindest.
- Präsenzübungen: Alles, was deine Gegenwärtigkeit fördert, wie zum Beispiel bewusstes Sprechen und Zuhören, achtsames Beobachten der eigenen Körpersprache und Übungen zur Stimmmodulation, unterstützt deine kommunikative Präsenz in dieser Phase und gibt dir mehr Klarheit darüber, wer du bist und welche Botschaft du in diese Welt tragen möchtest.
- Expressives Ausdrücken: Aktivitäten, die dir erlauben, dich frei auszudrücken, wie spontanes Tanzen, Improvisationstheater oder kreatives Schreiben, nutzen deine natürliche Ausdrucksstärke in dieser Phase.

Wichtig: Interaktionen und Bewegung dürfen in der Eisprungphase im Mittelpunkt stehen. Achte aber bitte darauf, dir auch in dieser Phase Zeit für bewusste Momente des Rückzugs zu nehmen, um nicht die Konzentration auf dich zu verlieren.

Praktische Umsetzung. Starte morgens mit einer kleinen Sporteinheit oder mit einer kurzen Stimmübung, wie sanftes Summen oder ein paar gesungene Töne, vielleicht gefolgt von einem bewussten Moment vor dem Spiegel, in dem du dir einfach nur kurz zulächelst. Diese einfache Praxis aktiviert deinen Vagusnerv, stärkt deine Selbstwahrnehmung und bereitet dich optimal auf soziale Interaktionen vor – der perfekte Start während der Eisprungphase.

Ein besonders nützlicher Tipp: Plane bereits während deiner Follikelphase wichtige Gespräche, Präsentationen oder Netzwerk-Events, die du in der Eisprungphase durchführen oder an denen du teilnehmen möchtest. Lege körperlich anstrengende Tätigkeiten und schweißtreibenden Sport in diese Zyklusphase. An hektischen Tagen drehe ich einfach zwischendurch meine Lieblingsmusik laut auf und tanze oder singe ein paar Minuten lang dazu, um mein Nervensystem zu regulieren.

Reflexion. Dein persönlicher Weg in der Eisprungphase

Nimm dir einen Moment Zeit und frage dich:

- Welche dieser Empfehlungen fühlt sich für mich intuitiv richtig an?

  ____

  ____

- Welchen Aspekt möchte ich als Erstes in meinen Alltag integrieren?

  ____

  ____

- Wann genau werde ich beginnen, diese Anpassungen umzusetzen?

  ____

  ____

Zusammenfassung. Die Essenz der Nervensystemregulation in der Eisprungphase

- Die Eisprungphase entspricht deinem inneren Sommer – eine Zeit der Fülle, des Ausdrucks und häufig der maximalen Energie, ideal für soziale Verbindung und kommunikative Situationen.
- In dieser Phase profitiert dein Nervensystem besonders von einer Balance zwischen sozialer Interaktion und bewusster Integration, von expressiven Aktivitäten und von der gezielten Nutzung deiner natürlichen kommunikativen Stärke.
- Deine Basics für diese Phase sind: Interaktive Bewegungsformen, bewusste Stimmnutzung, kollegiale und soziale Verbindungen und ein selbstbewusstes Auftreten, das deine authentische Kraft zum Ausdruck bringt.

Female Destress in der Lutealphase – dein hormoneller Herbst

In der Lutealphase reagiert dein Nervensystem natürlicherweise sensibler und reaktiver – gezielte Regulationsübungen sind jetzt besonders wichtig, um diese Sensitivität als Stärke zu nutzen. Wenn du zyklusbewusst an deiner Nervensystemregulation arbeitest, kann dies in der Lutealphase folgende positive Effekte haben:

- Du verfeinerst deinen Blick fürs Detail und steigerst deine analytischen Fähigkeiten. Diese gesteigerte Wahrnehmungsfähigkeit ist ein wertvolles Geschenk, das dir hilft, Projekte zum Abschluss zu bringen (es ist kein Zufall, dass ich das Manuskript für dieses Buch in der Lutealphase zu Ende schreibe), Fehler und Ungereimtheiten zu entdecken und Dinge zu erledigen, die du schon lange vor dir herschiebst (ich sage nur: Keller aufräumen, Steuererklärung machen und Co.).
- Du schaffst eine optimale Balance zwischen deinem gesteigerten Blick fürs Detail und deinem Wohlbefinden. Ein reguliertes Nervensystem in der Lutealphase lässt dich von deiner natürlichen Fähigkeit zum kritischen Denken profitieren, ohne in übermäßige Selbstkritik oder Perfektionismus zu verfallen. Du kannst Dinge zu Ende bringen und dabei sowohl hohe Standards als auch deine eigenen Grenzen wahren und dich selbst vor Über-

forderung schützen. Diese Balance verhindert die Erschöpfung, die entstehen kann, wenn dein Nervensystem in der Lutealphase dysreguliert ist. Mit einem regulierten Nervensystem erlebst du die Befriedigung, Projekte sorgfältig und vollständig abschließen zu können – ein Zustand, der nicht nur deine Konzentration, sondern auch dein Selbstwertgefühl stärken kann.

Besonders wertvoll für dich in dieser Zeit sind strukturierte, rhythmische Bewegungsformen wie zum Beispiel langsames Yoga, Pilates, gleichmäßiges Schwimmen oder gemütliches Radfahren. Achte darauf, dass die Intensität deines Sport- und Bewegungsprogramms zum Ende der Lutealphase hin sanft abnimmt. Organisatorische und administrative Tätigkeiten nutzen deinen in dieser Zyklusphase geschärften Blick fürs Detail und können gleichzeitig beruhigend auf dein Nervensystem wirken.

Achte darüber hinaus in dieser Phase gezielt auf Dinge, die deine innere Ruhe fördern (zum Beispiel sanfte Atemübungen, warme Bäder) und deine Grenzen stärken (bewusstes Nein-Sagen, Reduzierung sozialer Verpflichtungen, Schaffung von Rückzugsräumen). Reduziere vor allem gegen Ende der Lutealphase bewusst die Intensität und Menge externer Stimuli, damit dein Nervensystem nicht überfordert wird.

Auf einen Blick

Die perfekte Regulationspraxis in der Lutealphase kombiniert immer:

- Erdende Techniken: In dieser Phase besonders empfehlenswert sind zum Beispiel ein bewusstes Spüren der Füße auf dem Boden, sanfte Arbeit mit Gewichten und Kontakt mit der Natur. Dein Nervensystem profitiert jetzt mehr denn je von einem Gefühl von Sicherheit und Stabilität.
- Verlangsamung: Vor allem Praktiken, die dich in einen langsameren Rhythmus bringen, wie verlängerte Ausatmung, Yin-Yoga oder bewusstes, langsames Essen unterstützen dein

Nervensystem in dieser Phase, in der es leicht überreizt werden kann.

- Begrenzung von Input: Aktivitäten, die deine Sinne schützen, wie das Reduzieren von Bildschirmzeit, das Tragen von Kopfhörern in lauten Umgebungen oder das bewusste Aussortieren deines Terminkalenders, helfen deinem Nervensystem, die gesteigerte Sensitivität zu managen.

Wichtig: Deine Selbstfürsorge darf in der Lutealphase zunehmend Priorität bekommen. Überlege genau, mit wem und womit du Zeit verbringen möchtest, und nimm es als Geschenk wahr, wenn dein Körper dir signalisiert, dass du dich zurückziehen solltest.

Praktische Umsetzung. Starte morgens mit einer erdenden Atemübung mit Fokus auf die verlängerte Ausatmung, idealerweise gefolgt von einer sanften Körperwahrnehmungsübung, bei der du dir Zeit nimmst, jeden Teil deines Körpers bewusst zu spüren. Diese einfache Achtsamkeitspraxis aktiviert deinen Parasympathikus, zentriert dich in deinem Körper und bereitet dich optimal auf die Reize des Tages vor – der perfekte Start während der Lutealphase. Alternativ kannst du deiner Haut (meine ist in dieser Phase immer etwas unreiner als sonst) etwas Gutes tun: entweder mit einem Gesichtsdampfbad oder (geht deutlich schneller) mit einer Gesichtsmaske aus Heilerde. Wenn du etwas mehr Zeit hast, nimm dir Zeit für ein Vollbad oder lege dir einen Termin für eine (Rücken-)Massage in diese Zyklusphase.

Ein besonders nützlicher Tipp: Plane bereits während deiner Eisprungphase, welche Projekte du in der Lutealphase abschließen möchtest. Bereite zu Beginn dieser Phase deine Umgebung vor, indem du Störquellen minimierst und deine Arbeitsumgebung vielleicht etwas aufräumst. Erinnere dich: Das Aufräumen fällt dir in dieser Phase vielleicht etwas leichter als sonst.

An hektischen Tagen greife ich zu einer einfachen Kombination aus einer Minute bewussten Atmens mit doppelt so langer Ausatmung wie Einatmung, bei geschlossenen Augen. Auch

Klangmeditationen und das Hören von binauralen Beats stehen bei mir in der Lutealphase hoch im Kurs.

Reflexion. Dein persönlicher Weg in der Lutealphase

Nimm dir einen Moment Zeit und frage dich:

- Welche dieser Empfehlungen fühlt sich für mich intuitiv richtig an?

  ____

  ____

- Welchen Aspekt möchte ich als Erstes in meinen Alltag integrieren?

  ____

  ____

- Wann genau werde ich beginnen, diese Anpassungen umzusetzen?

  ____

  ____

Zusammenfassung. Die Essenz der Nervensystemregulation in der Lutealphase

- Die Lutealphase entspricht deinem inneren Herbst – eine Zeit der Vollendung und des kritischen Blicks, ideal für das Fertigstellen von Projekten.
- In dieser Phase profitiert dein Nervensystem besonders von einer Balance zwischen Reizreduktion und Aktivität, von erdenden Übungen und von der bewussten Nutzung deiner geschärften Wahrnehmung.
- Deine Basics für diese Phase sind: erdende Praktiken, warme Bäder, bewusste Begrenzung von Reizen und strukturierte Umgebungen, die deine natürliche Detailorientierung unterstützen, ohne dich zu überfordern.

Female Destress in der Menstruationsphase – dein hormoneller Winter

In der Menstruationsphase erreichst du deinen natürlichen Ruhepunkt. Deine Energie ist nach innen gerichtet. Dadurch öffnet sich Raum für tiefe Einsichten und Erkenntnisse, die dir bisher vielleicht verborgen waren. Wenn du dein Nervensystem zyklusbewusst regulierst, kann dies in der Menstruationsphase folgende positive Effekte haben:

- Du vertiefst deine Fähigkeit zur Selbstreflexion und stärkst deine intuitive Wahrnehmung. Diese Zeit, in der du den Blick nach innen wenden darfst, ist eins der wertvollsten Geschenke, das dein Zyklus dir in unserer schnelllebigen Zeit macht. Du ziehst die Augenbrauen hoch oder denkst, »Was für ein Quatsch!«, während du dies liest? Ich kann dich sehr gut verstehen. Denn auch für mich war die Menstruationsphase jahrzehntelang kein Geschenk, sondern eine Qual. Seitdem ich die Anti-Burnout-Formel nutze, ist diese Zyklusphase für mich deutlich entspannter, viel schmerzfreier und vor allem voller wertvoller Erkenntnisse und Einsichten geworden – und damit tatsächlich zu einem Geschenk. Die Menstruationsphase ermöglicht dir, Klarheit über deine wahren Bedürfnisse zu gewinnen, unbewusste Muster zu erkennen, deiner Intuition zu folgen und Weichen für den kommenden Zyklus zu stellen.
- Du schaffst eine optimale Balance zwischen notwendigem Rückzug und sanfter Verbundenheit. Ein reguliertes Nervensystem in der Menstruationsphase erlaubt dir, die natürliche Tendenz zur Innenschau zu nutzen, ohne dich komplett von der Außenwelt isolieren zu müssen. Du kannst eine tiefe Befriedigung empfinden, die durch das Gefühl entsteht, bei dir selbst anzukommen und dich gleichzeitig sanft getragen zu fühlen – ein Zustand, der nicht nur deine Selbsterkenntnis fördert, sondern auch die Grundlage für authentische Beziehungen ist.

Besonders wertvoll für dich in dieser Zeit sind sanfte, fließende Bewegungsformen wie leichte Dehnübungen, Gehen oder Walken, sanftes Schwimmen oder intuitive Bewegung. Reflektierende Tätigkeiten wie Journaling oder Meditation nutzen deine natürliche Neigung zur Innenschau und wirken gleichzeitig beruhigend auf dein Nervensystem. Regenerative Praktiken mit Fokus auf Ruhe und Loslassen schaffen einen sicheren Raum für deine erhöhte Empfänglichkeit in dieser Phase.

Achte darüber hinaus in der Menstruationsphase gezielt auf alles, was deine körperliche Behaglichkeit fördert (Wärmeanwendungen, weiche Kleidung, nährende Speisen) und deine Grenzen respektiert (Reduzierung von Verpflichtungen, bewusstes Zeit-für-sich-Nehmen, Reduzierung von anstrengenden sozialen Interaktionen). Minimiere in dieser Phase bewusst deine Erwartungen an dich selbst und arbeite an deinen Glaubenssätzen (eine schöne Übung dazu findest du im Kapitel »Transformiere dein Mindset«, S. 166 ff.), damit dein sich regenerierendes Nervensystem den nötigen Raum bekommt.

Auf einen Blick

Die perfekte Regulationspraxis in der Menstruationsphase kombiniert immer:

- Sanfte Beruhigung: In dieser Phase besonders empfehlenswert sind langsame Bauchatmung, leichte Selbstmassage besonders an Händen, Füßen und Bauch und das Einhüllen in weiche Decken oder Kleidung. Dein Nervensystem profitiert jetzt noch mehr als in allen anderen Phasen von Signalen, die Sicherheit und Geborgenheit ausstrahlen.
- Stille Momente: Alles, was dir unverplante Zeit schenkt, wie bewusstes Nichtstun, Wolken beobachten oder einfach auf deinem Bett liegen und träumen, unterstützt dein Nervensystem in dieser Phase.
- Einfachheit und Reduktion: Aktivitäten, die Komplexität verringern, wie das Reduzieren von Entscheidungen oder das

Vereinfachen von Mahlzeiten auf wenige nährende Zutaten, helfen deinem Nervensystem, die natürliche Tendenz zu Reflexion und innerem Fokus zu unterstützen.

Wichtig: Selbstfürsorge und Erlaubnis zum Rückzug dürfen in der Menstruationsphase absolute Priorität haben, aber immer mit genügend sanften Verbindungsmomenten, um dein emotionales Wohlbefinden zu sichern. Eine ausgewogene Mischung aus Reflexion, Zeit mit dir selbst und gezielter, sanfter Verbindung mit Menschen, die dir nahestehen, ist ideal in der Menstruationsphase.

Praktische Umsetzung. Starte morgens mit einem Moment des bewussten Ankommens, in dem du einfach im Bett liegst und deinen Körper spürst, idealerweise gefolgt von einer sanften Selbstumarmung oder dem Auflegen der Hände auf deinen Unterbauch. Diese einfache Praxis signalisiert deinem Nervensystem Sicherheit, nimmt deinen Körper in seinem Prozess wahr und bereitet dich optimal auf den Tag vor – der perfekte Start während der Menstruationsphase.

Ein besonders nützlicher Tipp: Bereite schon während deiner Lutealphase einen Lieblingsplatz in deinem Zuhause vor – einen Ort oder eine Situation, in die du dich während deiner Menstruation zurückziehen kannst. Dies könnte eine gemütliche Ecke in deinem Wohnzimmer sein, ein besonders weicher Schal, den du um dich wickelst, oder ein vorbereitetes Ritual wie eine Tasse speziellen Tees. Sorge für Wärmequellen, einfachen Zugang zu allem, was du brauchst, und eventuell ein Notizbuch für spontane Einsichten. Nutze gern das Anti-Burnout-Journal, das du zu Beginn dieses Buches angelegt hast. Diese Basics unterstützen deinen nach innen gerichteten Fokus und dein körperliches Wohlbefinden in dieser empfänglichen Phase.

An stressigen Tagen versuche ich, in der Menstruationsphase vor allem auf eine tiefe Atmung in den Unterbauch zu achten. Häufig hilft mir auch ein bewusstes Entspannen meines Kiefers und das Summen eines tiefen Tons, der Vibrationen in meinem

Körper erzeugt. Manchmal nutze ich auch die »Blatt-im-Fluss-Technik«: Ich stelle mir vor, wie alle aufkommenden Gedanken und Gefühle wie Blätter auf einem Fluss davontreiben und ich sie bewusst ziehen lasse, ohne sie festzuhalten.

Reflexion. Dein persönlicher Weg in der Menstruationsphase

Nimm dir einen Moment Zeit und frage dich:

- Welche dieser Empfehlungen fühlt sich für mich intuitiv richtig an?

  ____

  ____

- Welchen Aspekt möchte ich als Erstes in meinen Alltag integrieren?

  ____

  ____

- Wann genau werde ich beginnen, diese Anpassungen umzusetzen?

  ____

  ____

Zusammenfassung. Die Essenz der Nervensystemregulation in der Menstruationsphase

- Die Menstruationsphase entspricht deinem inneren Winter – eine Zeit der Stille, der Innenschau und der tiefen Regeneration, ideal für Reflexion und das Lauschen auf deine innere Stimme.
- In dieser Phase profitiert dein Nervensystem besonders von einer Balance zwischen schützendem Rückzug und sanfter Verbundenheit, von regenerativen Praktiken und von der bewussten Nutzung deiner geschärften intuitiven Wahrnehmung.
- Deine Basics für diese Phase sind: Wärmende Praktiken, ausreichend Ruhe, bewusste Reduktion von Erwartungen und

geschützte Räume, die deine natürliche Neigung zur Reflexion unterstützen, ohne dich von lieben Menschen in deinem Umfeld zu isolieren.

Nervensystemregulation in der (Peri-)Menopause

Du hast die letzten Seiten nur überflogen oder gar nicht gelesen, weil du keinen Zyklus (mehr) hast? Oder du fragst dich, wie du meine Empfehlungen in Zukunft, wenn dein Zyklus unregelmäßiger und irgendwann ganz ausbleiben wird, umsetzen kannst?

Ähnlich wie bei der Anpassung deiner Ernährung, die ich dir im Kapitel »Female Food – so passt du deine Ernährung an deinen Zyklus an« ab S. 72 vorgestellt habe, kannst du dich auch bei der Regulation deines Nervensystems an die allgemeinen Empfehlungen aus dem Kapitel »Wie dein Nervensystem deine Hormone beeinflusst« ab S. 112 halten, wenn du keinen Zyklus (mehr) hast. Eine andere Möglichkeit, die du schon auf Seite 76 f. kennengelernt hast: Du orientierst dich an den Mondphasen (ein zunehmender Mond entspricht der Follikelphase, Vollmond der Eisprungphase, ein abnehmender Mond der Lutealphase und Neumond der Menstruationsphase) und setzt die zyklusbasierten Empfehlungen entsprechend um. Der Vorteil dabei ist, dass du im Verlauf eines Monats unterschiedliche Maßnahmen zur Nervensystemregulation testest und ein Gefühl dafür bekommst, welche dich in deiner aktuellen Lebenssituation am besten unterstützen. Du stellst sozusagen deinen eigenen »Werkzeugkoffer an Übungen« zusammen, aus dem du dich situationsbezogen bedienen kannst.

Ich kann dir versichern: Die Arbeit mit dem eigenen Zyklus ist Übungssache. Im Laufe der Zeit wirst du ein immer besseres Gefühl dafür bekommen, in welcher Zyklusphase du dich befindest (auch ohne Tracking) und was dir in dieser jeweiligen Phase guttut. Sei einfach offen und bereit, neue Dinge auszuprobieren. Was passieren kann, wenn dir das gelingt, verrät dir auf der folgenden Seite die Zyklus- und Businessmentorin Mandy Jochmann.

Exkurs: Raus aus dem Hustle-Modus – rein in den Zyklusmodus

Von Mandy Jochmann, tiefenpsychologische Zykluscoachin, Businessmentorin und Host des Podcasts »Wild, Weiblich & Wundervoll«.

Lange Zeit arbeitete ich so, wie es von mir erwartet wurde: Ich funktionierte, organisierte, hakte To-do-Listen ab, lieferte ab – unabhängig davon, wie ich mich fühlte. Das ging lange gut, bis ich die Pille absetzte. Danach lernte ich eine vollkommen neue Mandy kennen: gereizt, müde, emotional durch den Wind – ich zweifelte an allem und wollte alles hinschmeißen. Während der Periode zwangen mich Krämpfe und Erschöpfung in die Knie. Ich dachte: Das muss Stress sein. Ich muss mich einfach zusammenreißen. Heute weiß ich: Es war kein Stressproblem. Es war mein Zyklus. Genauer gesagt: Es war ein Teil meines natürlichen Rhythmus, der sich meldete, wenn ich ihn ignorierte.

Als ich meinen Zyklus besser verstand, erkannte ich: Mein Körper reguliert klug – wenn ich ihn lasse. Er ist nicht dafür gemacht, sieben Tage die Woche gleich zu funktionieren, sondern denkt, fühlt und arbeitet zyklisch. Was ich damals über meinen Zyklus gelernt habe, zeigt sich heute täglich in meiner Arbeit: Viele fragen sich jahrelang, was mit ihnen nicht stimmt, bis sie erkennen, dass ihr Körper längst die Antwort kennt.

Der Zyklus als Regulationssupport

Zyklusbewusstes Arbeiten heißt dabei nicht, jeden Tag gleich zu funktionieren, jede Aufgabe einer Phase zuzuordnen oder die eigene Produktivität starr zu planen. Es heißt: einen Zugang zum eigenen Rhythmus zu finden, jenseits der linearen Logik. Es geht um ein Arbeiten, das sich lebendig anfühlt, und um ein Leben, das auf echter Selbstwahrnehmung basiert.

Die Verbindung von Zyklus und Nervensystem wird oft unterschätzt. Hormonelle Schwankungen wirken direkt auf unser Stresssystem: auf das autonome Nervensystem, die Nebennieren und die Ausschüttung von Cortisol. Wenn wir in Phasen hoher innerer Aktivierung dauerhaft im Außen funktionieren sollen, obwohl unser Körper Rückzug braucht, gerät unser System in Dysregulation.

Zyklusbewusstsein fördert hingegen:

- Selbstwahrnehmung statt Selbstoptimierung
- Pausenkompetenz statt Ignorieren
- Regeneration statt Erschöpfung

Gerade in der Menstruationsphase braucht unser Körper natürlicherweise mehr Rückzug, Ruhe und Regeneration. Wenn wir diesem Bedürfnis nachgeben, aktivieren wir den Parasympathikus und unser Nervensystem kann sich regulieren. Wenn wir diesen Zustand jedoch ständig ignorieren (z.B. durch »weitermachen müssen«), bleiben wir im Stressmodus, was langfristig zu Erschöpfung oder Burnout führen kann. Gleichzeitig wirkt zyklusorientiertes Leben präventiv: Wer frühzeitig erkennt, wann das System überdreht, kann gegensteuern. Und das nicht erst, wenn es zu spät ist.

Produktivität? Ja, aber zyklisch.

Die hormonellen Prozesse im Zyklus beeinflussen, wie du fühlst, denkst, handelst und damit auch, wie du arbeitest. Darum dürfen wir unsere Vorstellung von Leistungsfähigkeit hinterfragen, vielleicht sogar neu denken. Weg vom linearen »jeden Tag gleich viel leisten«, hin zum bewussten Wahrnehmen und Priorisieren der eigenen Bedürfnisse – das ist zyklusorientiertes Arbeiten.

Wenn du diese biologischen und psychologischen Dynamiken verstehst und die Qualitäten erkennst, kannst du sie gezielt für die Arbeit und das eigene Leben nutzen. In meiner Arbeit gehe ich sogar noch einen Schritt weiter: Diese hormonellen Zustände aktivieren archetypische Qualitäten, die unsere zyklischen Superkräfte mitbringen. Haben wir mal keinen Zugang zu ihnen, dürfen wir uns auf psychologischer Ebene Themen anschauen, die jetzt gesehen und gelöst werden wollen. Unser Zyklus serviert sie uns wie auf einem seelischen Silbertablett und wir dürfen achtsam und liebevoll damit umgehen.

Zyklusbewusstsein als Burnout-Prophylaxe

Viele merken erst im Burnout, wie sehr sie sich von ihrem Körper entfernt haben. Dauerstress, Rückzug längst überfällig. Zyklusbewusstes Arbeiten kann dann ein Kompass zurück zu sich selbst sein. Es bietet einen Rahmen, in dem Selbstbeobachtung, Bedürfnisse und Regeneration eine zentrale Rolle als Grundlage für nachhaltige Gesundheit spielen.

Gerade in der zweiten Zyklushälfte meldet sich das System besonders deutlich, um uns daran zu erinnern, dass etwas gesehen und verändert werden möchte. Wer in dieser Zeit feinfühlig wird für innere Grenzen, arbeitet nicht weniger, sondern bewusster.

Zyklusbewusstsein ist kein weiteres Optimierungstool. Es ist eine Einladung, dir selbst wieder zuzuhören. Statt dauerhaft im Hustle-Modus zu funktionieren, entsteht ein neues Gefühl von Sicherheit im eigenen Körper. Ein Gefühl, das sich aus echter Verbindung speist. Denn wenn wir unseren natürlichen Rhythmus ernst nehmen, passiert etwas Magisches: Wir hören auf, gegen uns zu arbeiten und beginnen, mit uns zu arbeiten. Und zu sein.

Halte deine Erkenntnisse fest

1. Schreibe dir die Dinge auf, die dich aus diesem Kapitel überrascht, irritiert oder gewundert haben. Orientiere dich dabei an diesen Fragen: Was war neu für mich? Was habe ich zwischen den Zeilen gelesen? Was bestätigt mich in meinen eigenen Gedanken oder Vermutungen? Was widerspricht dem, was ich bisher wusste? In welche Themen möchte ich tiefer einsteigen?
2. Beantworte spätestens jetzt die Fragen aus dem Fragebogen zum Zustand und zur Prägung deines Nervensystems aus diesem Kapitel. Schreibe deine Antworten in dein Anti-Burnout-Journal.
3. Führe in den nächsten sieben Tagen ein Stressoren-Tagebuch (wenn du magst, mache dir einfach jeden Abend ein paar kurze Notizen in deinem Anti-Burnout-Journal) und beobachte, nach welchen Aktivitäten, Begegnungen oder in welchen Umgebungen du dich besonders aktiviert oder besonders erschöpft fühlst. Wie fühlst du dich während und nach der Konfrontation mit diesen Stressoren? Wie könntest du diese Stressoren reduzieren oder ihre Wirkung auf dein Nervensystem abschwächen, indem du zum Beispiel bewusste Pausen und Gegenmaßnahmen in deinen Tagesablauf einbaust?

Das Wichtigste auf einen Blick:

- Dein Nervensystem besteht aus dem zentralen Teil (Gehirn und Rückenmark) als Kommandozentrale und dem peripheren Teil als weitverzweigtes Informationsnetzwerk durch den gesamten Körper.
- Zwei Betriebsmodi deines autonomen Nervensystems arbeiten wie eine Wippe: Der Sympathikus aktiviert dich für »Kampf oder Flucht«, während der Parasympathikus für »Ruhe und Verdauung« sorgt. Eine chronische Überaktivierung des Sympathikus kann zu Erschöpfung führen.

- Belastende Erfahrungen oder ständiges Gedankenkreisen und Selbstkritik können dein Nervensystem in einem Zustand chronischer Dysregulation halten, wobei es enorme Energiemengen für den »Überlebensmodus« aufwendet, selbst wenn keine reale Bedrohung existiert.
- Zwischen Nervensystem und Hormonsystem besteht eine untrennbare Wechselbeziehung; ein dysreguliertes Nervensystem stört dein hormonelles Gleichgewicht und umgekehrt. Du kannst deine vier Zyklusphasen nutzen, um dein Nervensystem zu regulieren.

Vom Lesen ins Leben – so wird's Alltag

Wenn du dieses Buch bis hierher gelesen hast, bist du hoffentlich bereit für eine Veränderung. Vielleicht hast du richtig Lust darauf bekommen, deine Ernährung zu optimieren, dein Nervensystem zu regulieren und deine Hormone zurück ins Gleichgewicht zu bringen, um endlich wieder mehr Energie zu haben. Doch obwohl du diese Ziele wirklich erreichen möchtest, kann es sein, dass du noch zögerst, ins Handeln zu kommen.

Und weißt du was? Das ist völlig normal.

Starte noch heute

Denn jetzt geht es darum, das Wissen, das ich dir in diesem Buch mitgebe, in deinen Alltag zu integrieren. Das mag dir am Anfang als eine noch unüberwindbare Hürde erscheinen, weil meine Empfehlungen sich vielleicht sehr stark von dem unterscheiden, wie dein Alltag aktuell aussieht. Aber erinnere dich an das, was ich in den vorherigen Kapiteln immer wieder betont habe: Es geht nicht darum, dass du alles auf einmal umsetzt. Viel wichtiger ist, dass du einmal die Entscheidung triffst, anzufangen, und dann kontinuierlich kleine Schritte gehst, um deine Hormone zurück ins Gleichgewicht zu bringen. Erinnere dich auch an die 80/20-Regel: 20 % des Aufwands reichen in der Regel aus, um 80 % des Effekts zu erzielen. Das heißt für dich: Du musst nicht perfekt sein! Picke dir eine Sache heraus, die dich am meisten anspricht, und mit dieser beginnst du.

Unabhängig davon, mit was du beginnst, möchte ich dir im Folgenden noch ein paar wertvolle Tools mitgeben, die dich stärken und motivieren sollen, auch bei Unsicherheiten nicht vom Weg abzuweichen. Im Gegenteil, sie sollen dir helfen, jeden Tag ein bisschen mehr für dich und deine Bedürfnisse einzustehen und dir endlich deine Power zurückzugeben, die du so lange vermisst hast. Nutze diese Tools, um die Anti-Burnout-Formel Teil deines Alltags werden zu lassen.

Erkenne deine Angst vor Veränderung

Was dir klar sein darf: *Du* triffst die Entscheidung, dass du deine Ernährung und dein Nervensystem nutzen möchtest, um deine Hormone zurück ins Gleichgewicht zu bringen und endlich wieder mehr Energie zu haben. Niemand sonst kann das für dich tun. Und dennoch: Wenn du diese Entscheidung getroffen hast, kann es sein, dass Angst in dir hochkommt. Angst davor, dass du es nicht schaffen könntest. Angst davor, dass deine Mühen umsonst sind. Angst davor, wie sich dein Alltag verändern wird oder was andere Menschen über dich denken könnten, wenn du anders isst oder deine Zeit mit anderen Dingen verbringst als bisher.

Der Grund für diese Angst ist ganz einfach: Jede Veränderung bringt Ungewissheit mit sich, und diese Ungewissheit weckt in den meisten von uns ein tiefes Unbehagen, das wir als Angst wahrnehmen. Diese Angst ist jedoch kein Zeichen von persönlichem Versagen oder mangelnder Willenskraft – ganz im Gegenteil. Sie ist ein Schutzmechanismus, der uns vor potenziellen Gefahren bewahren soll. Denn unsere Vorfahren standen tatsächlich vor lebensbedrohlichen Risiken, wenn sie Neuland betraten – in unbekannten Gegenden konnten ihnen gefährliche Raubtiere begegnen und fremde Nahrungsquellen waren möglicherweise giftig. Obwohl die meisten Veränderungen in unserem heutigen Leben selten eine reale Bedrohung darstellen, reagiert unser Gehirn weiterhin mit denselben uralten Alarmsignalen auf Unbekanntes.

Wenn du also merkst, dass sich in dir Widerstand aufbaut, sobald du darüber nachdenkst, deinen Lebensstil oder deine Ernährung zu verändern, dann begegne diesem Gefühl also erstmal mit Gelassenheit und Verständnis. Diese innere Blockade ist nichts anderes als ein kraftvolles Signal, dass dir zeigt, dass du dabei bist, die schützenden Grenzen deiner Komfortzone zu verlassen – jenen vertrauten Raum, in dem alles vorhersehbar, berechenbar und kontrollierbar erscheint. Doch genau dieses mutige Verlassen des Gewohnten, dieses bewusste Hinaustreten ins Ungewisse, ist die entscheidende Voraussetzung für jede Art von persönlicher Weiterentwicklung und Veränderung deiner Lebensumstände.

Denn die unbequeme Wahrheit lautet: Ohne dieses manchmal schmerzhafte Verlassen deiner Komfortzone bleibt wahre Transformation, wahre Veränderung unerreichbar. Die Komfortzone mag angenehm sein, aber sie ist auch der Ort, an dem Träume und Potenziale unverwirklicht bleiben. Betrachte daher deine Angst nicht als Hindernis oder Schwäche, sondern erkenne sie als wertvollen Wegweiser an, der dir genau zeigt, in welcher Richtung dein größtes Wachstumspotenzial liegt. Dort, wo dein Widerstand am stärksten ist, verbirgt sich oft deine größte Chance zur Entfaltung und zur Rückgewinnung deiner Energie. Meine persönliche Erfahrung ist: Die Angst markiert nicht das STOP-Schild auf dem Weg, sondern vielmehr einen leuchtenden Pfeil, der in Richtung meiner tiefsten Transformation weist. Hinter unserer Angst stehen nämlich meist unbefriedigte Bedürfnisse. Was wir als »negative« Emotionen kategorisieren – sei es Angst, Trauer, Wut oder Frustration – sind in Wahrheit wertvolle Botschafter. Sie fungieren wie ein Navigationssystem, das auf unbefriedigte Grundbedürfnisse hinweist.

Ein Beispiel: Vielleicht bemerkst du einen hartnäckigen Widerstand, wenn es darum geht, deine Ernährungsgewohnheiten zu verändern. Bei näherem Hinsehen könnte hinter diesem Widerstand die Tatsache stecken, dass Nahrung für dich weit mehr als bloße Energiezufuhr darstellt. Vielleicht war sie deine verlässlichste Quelle für Trost in schwierigen Momenten, deine Art der Selbstbelohnung nach anstrengenden Tagen oder sogar ein Anker für wertvolle Erinnerungen und Verbindungen. Oder du stellst fest, dass du immer wieder Ausreden findest, wenn es darum geht, Übungen zur Nervensystemregulation in deinen Tagesablauf zu integrieren oder dich stärker an deinem Zyklus auszurichten. Der

Grund dafür könnte ein tief verwurzelter Glaubenssatz sein, der deinen Selbstwert an ununterbrochene Produktivität koppelt – eine innere Stimme, die flüstert, dass Pausen gleichbedeutend mit Faulheit sind und dein Wert als Mensch sich an deiner Leistung bemisst. Dabei macht nicht deine Leistung dich wertvoll, sondern die Art und Weise, wie du mit anderen Menschen interagierst, was du ihnen (im übertragenen Sinne) schenkst und welche Weisheiten und Erfahrungen du mit ihnen teilst.

Der Versuch, emotionale Signale wie Angst, Wut oder Trauer zu ignorieren oder zu unterdrücken ist, als würdest du ein Stück Klebeband oder ein großes Pflaster auf eine rot blinkende Warnleuchte am Armaturenbrett deines Autos kleben – das zugrundeliegende Problem bleibt bestehen, auch wenn du die Warnung nicht mehr siehst. Solche Verdrängungsstrategien verstärken paradoxerweise oft genau die Muster, die wir zu überwinden versuchen. Wir bleiben in emotionalen Reaktionsschleifen gefangen, solange wir nicht den Mut aufbringen, unter die Oberfläche zu schauen und die wahren Beweggründe und Ursachen unseres Verhaltens zu erkennen.

Ein wirksamerer Ansatz, um diese Beweggründe sichtbar zu machen, liegt in der bewussten Wahrnehmung. Wenn du Widerstand oder emotionale Reaktionen spürst, betrachte sie eher mit neugieriger Distanz statt mit Ablehnung. Frage dich zum Beispiel: »Was versucht diese Angst mir zu sagen? Welches grundlegende Bedürfnis wird hier nicht erfüllt?« Vielleicht entdeckst du ein tiefes Verlangen nach Sicherheit, Anerkennung, Autonomie, Verbindung oder Sinnhaftigkeit. Diese Fragen darfst du dir immer wieder stellen, während du deine Gewohnheiten veränderst. Denn mit jeder Schicht des Verstehens öffnen sich neue Möglichkeiten, deine Bedürfnisse auf eine für dich gesündere Weise zu erfüllen. Statt Trost in übermäßigem Essen, vielen Süßigkeiten oder Handy-Daddeln zu suchen, könntest du zum Beispiel entdecken, dass ein tiefes Gespräch mit einer Freundin, ein entspannendes Bad oder ein Spaziergang in der Natur dein eigentliches Bedürfnis nach Verbindung viel nachhaltiger befriedigt.

Steffi

Steffi kam zu mir, weil sie ständig erschöpft war, obwohl ihre Blutwerte unauffällig waren. Als wir begannen, an ihrer Ernährung zu arbeiten, stieß sie auf enormen inneren Widerstand. Besonders meine Empfehlung, morgens eine proteinreiche Mahlzeit zu sich zu nehmen, erschien ihr unmöglich. »Ich habe morgens einfach keinen Hunger«, war ihre ständige Erklärung. So nahm sie ihre erste Mahlzeit des Tages immer erst gegen 13 Uhr zu sich.
Als wir tiefer in das Thema einstiegen, entdeckten wir, dass Steffis Mutter sie als Kind oft zum Frühstücken gezwungen hatte, eine Erfahrung, die sie als sehr belastend empfunden hatte. Ihr morgendliches Fasten war unbewusst zu einer Form von Kontrolle und Selbstbestimmung geworden – ein wichtiges emotionales Bedürfnis für sie. Anstatt dieses Muster direkt zu bekämpfen, entwickelten wir eine alternative Strategie: Steffi begann ihren Tag mit einem kleinen Protein-Smoothie, den sie selbst zubereiten und genießen konnte, wann immer sie bereit war – was meistens gegen 9 Uhr der Fall war. Diese flexible Herangehensweise ermöglichte es ihr, sowohl ihr Bedürfnis nach Selbstbestimmung zu erfüllen, als auch ihren Körper besser zu nähren.

Nach einigen Wochen bemerkte Steffi, dass ihr Energielevel stabiler wurde. Dies motivierte sie, weitere kleine Veränderungen vorzunehmen. Sechs Monate später hatte sie nicht nur ihre Ernährung grundlegend umgestellt, sondern auch regelmäßige Entspannungsübungen in ihren Alltag integriert. Ihr Fazit: »Ich hätte nie gedacht, dass es möglich ist, aber der Blick hinter meinen inneren Widerstand hat mir die Umstellung ermöglicht.«

Manchmal ist es allein möglich, einen Blick hinter deine inneren Widerstände werfen. Und manchmal hilft – ähnlich wie Steffi – professionelle Unterstützung dabei, die Widerstände schneller (oder überhaupt) zu erkennen und zu überwinden.

Wenn du ohne Unterstützung versuchen möchtest, deine Gewohnheiten zu verändern, rate ich dir zu einer einfachen Übung: Nimm dir ein Blatt Papier und teile es in zwei Spalten. In die linke Spalte schreibst du Routinen und Gewohnheiten, von denen du nach deinem aktuellen Wissensstand vermutest oder weißt, dass sie deiner Energie und deinem hormonellen Gleichgewicht schaden. In die rechte Spalte notierst du Gewohnheiten, die du gerne etablieren würdest, weil du davon ausgehst, dass sie dein Nervensystem regulieren, deine Hormone zurück ins Gleichgewicht bringen und dir mehr Energie geben. Wähle dann aus der rechten Spalte eine einzige Gewohnheit aus – idealerweise eine, die zu etablieren dir besonders leicht erscheint – und überlege dir, wie du sie konkret in deinen Alltag integrieren kannst. Vielleicht ist es ein Glas Wasser direkt nach dem Aufstehen, vielleicht sind es drei tiefe Atemzüge vor jeder Mahlzeit oder ein kurzer Spaziergang in der Mittagspause.

Denk daran: Die Reise zu mehr Energie und hormonellem Gleichgewicht beginnt *nicht* mit einer dramatischen Umstellung deines gesamten Lebens. Sie beginnt mit einer einzigen bewussten Entscheidung – einer Entscheidung, die nur du treffen kannst, sobald du weißt, was hinter deiner Angst vor Veränderung steckt.

Wie du dir diese Entscheidung – und alle darauffolgenden – besonders leicht machen kannst, zeige ich dir jetzt.

Stärke deine Intuition

In einer Welt voller Lärm, Ablenkung und ständiger Reizüberflutung haben viele von uns den Kontakt zu einer unserer wertvollsten inneren Ressourcen verloren: unserer Intuition. Diese tiefe innere Weisheit, oft als »Bauchgefühl« bezeichnet, ist nichts Esoterisches, sondern ein hochkomplexes Zusammenspiel zwischen deinem enterischen Nervensystem (im Englischen auch als »second brain« oder »abdominal brain« bezeichnet – also einem

Geflecht von Nervenzellen, die dein Verdauungssystem durchziehen), deinem autonomen Nervensystem und deinem Gehirn. Wenn dein Nervensystem dysreguliert ist – etwa durch chronischen Stress, übermäßige Selbstkritik oder ständige Aktivierung –, wird diese subtile Kommunikation gestört. Vereinfacht gesagt: Stress und Überforderung unterbrechen die Verbindung zwischen Bauch und Gehirn. Dies erklärt, warum wir in belastenden Situationen oft Entscheidungen treffen, die wir später bereuen und uns dann fragen, wo unser Bauchgefühl war.

Deine Intuition kommuniziert nicht über logische Argumente oder klare verbale Botschaften mit dir. Sie spricht durch körperliche Empfindungen, subtile Gefühle und manchmal durch plötzliche Erkenntnisse, die scheinbar aus dem Nichts auftauchen. Um diese Signale wieder wahrnehmen zu können, zeige ich dir, wie du auf die leisen Botschaften deines Körpers achten kannst. Eine einfache, aber kraftvolle Übung kann dir dabei helfen, die Sprache deiner Intuition wieder zu hören:

1. Setze dich in einer ruhigen Umgebung bequem hin und schließe für einen Moment die Augen.
2. Lege sanft eine Hand auf deinen Bauch und atme einige Male tief in diesen Bereich.
3. Stelle dir nun eine einfache Frage, auf die du die Antwort bereits kennst und die ein klares »Ja« für dich ist (z. B. »Mag ich Sonnenschein?«).
4. Beobachte aufmerksam, welches Gefühl in deinem Bauchraum entsteht.
5. Wiederhole den Vorgang mit einer Frage, deren Antwort ein klares »Nein« für dich ist (z. B. »Bin ich gern in einer vollen U-Bahn unterwegs?«).

Bei den meisten Menschen erzeugt ein »Ja« ein Gefühl von Weite, Entspannung oder Ausdehnung im Bauchraum. Ein »Nein« hingegen zeigt sich oft als Enge, Zusammenziehen oder leichtes Unbehagen. Diese körperlichen Reaktionen sind deine persönliche intuitive Sprache, dein innerer Kompass, den du nutzen kannst, um Entscheidungen zu treffen. Beachte dabei allerdings: Diese intuitiven Reaktionen gelten immer nur für den gegenwärtigen Moment. Deine Antwort auf eine bestimmte Frage – sei es »Soll ich dieses Projekt annehmen?« oder »Ist diese Beziehung gut für mich?« – kann sich mit der Zeit verändern. Daher ist es entscheidend, bei wichtigen Themen immer wieder neu mit deiner Intuition in Kontakt zu treten und zu prüfen, ob die Antwort noch dieselbe ist. Ausschlaggebend ist bei dieser Übung, dass du dich nicht in totalem Stress befindest. Bist du gestresst, kannst du dich weit weniger auf deine körperlichen Reaktionen verlassen und häufig wird es dir sogar schwerfallen, sie überhaupt wahrzunehmen. Denn unter Stress verengt sich unser Fokus, wir nehmen weniger Informationen wahr, greifen auf altbekannte (oft dysfunktionale) Verhaltensmuster zurück und verlieren den Zugang zu unserem kreativen Potenzial und unserer Intuition.

Aber wie erreichst du diesen Zustand der Entspannung in einem stressigen Alltag? Die Antwort liegt in der Achtsamkeit – jedoch nicht in komplizierten Meditationstechniken, die mehr Druck erzeugen als sie lindern, sondern in dem, was ich »Mikro-Achtsamkeit« nennen möchte. Mikro-Achtsamkeit bedeutet, kurze Momente vollständiger Präsenz in deinen bestehenden Tagesablauf zu integrieren. Diese Momente wirken wie kleine Inseln der Ruhe, die deinem Nervensystem erlauben, vom Überlebensmodus in einen Zustand der sicheren Präsenz zu wechseln – genau den Zustand, in dem deine Intuition am besten zum Tragen kommt.

Hier sind einige einfache Mikro-Achtsamkeitspraktiken, die du sofort in deinen Alltag integrieren kannst (und die ich selbst sehr gerne nutze, weil sie mich nur wenige Sekunden Zeit kosten):

- Beim Aufstehen: Spüre den Kontakt deiner Füße zum Boden, wenn du aus dem Bett steigst. Stelle dir vor, wie du dich erdest, wie du Kraft und Energie aus der Erde ziehst. Vielleicht magst du dir sogar vorstellen, dass du »Wurzeln schlägst« und fest mit der Erde verbunden bist.

- Beim ersten Schluck deines Morgengetränks: Nimm dir einen Moment Zeit, um vollständig präsent zu sein. Spüre die Temperatur des Getränks, seinen Geschmack, seine Textur. Beobachte, wie es sich in deinem Mund und beim Schlucken anfühlt.
- Bei Übergängen zwischen Aktivitäten: Bevor du von einer Aufgabe zur nächsten übergehst, halte kurz inne und nimm drei bewusste, tiefe Atemzüge. Dies schafft eine klare Trennung und verhindert, dass Stress und mentale Unruhe von einer Aktivität zur nächsten mitgenommen werden.
- Während alltäglicher Tätigkeiten: Ob beim Zähneputzen, Duschen oder Geschirrspülen – wähle eine Routineaktivität und mache sie zu deiner täglichen Achtsamkeitsübung. Wann immer deine Gedanken abschweifen, kehre sanft zurück zur bewussten Wahrnehmung der körperlichen Empfindungen.

Diese kleinen Praktiken mögen simpel erscheinen, aber wenn du sie regelmäßig umsetzt, entfalten sie eine enorme Wirkung. Mit jeder kleinen achtsamen Mini-Pause trainierst du dein Gehirn, vom »Autopilot«-Modus in den Zustand bewusster Präsenz zu wechseln. Du stärkst die neuronalen Bahnen, die für Selbstwahrnehmung und Körperbewusstsein zuständig sind – genau jene Bahnen, die auch für den Zugang zu deiner Intuition entscheidend sind. Mit der Zeit wirst du bemerken, dass diese kurzen Momente der Präsenz einen Welleneffekt haben: Sie beginnen, in andere Bereiche deines Lebens überzuschwappen. Deine Fähigkeit, intuitive Signale wahrzunehmen, wird stärker, und deine Entscheidungen werden mehr und mehr im Einklang mit deinem wahren Selbst sein. Wenn du etwas mehr Zeit hast, kannst du natürlich auch die positiven Effekte eines Klangbades nutzen, die Denise Herzog (S. 125 ff.) beschrieben hat.

Grundsätzlich führt der Weg zu intuitiveren und besseren Entscheidungen über drei Schlüsselelemente:

1. Entwickle Körperbewusstsein: Lerne, die subtilen Signale deines Körpers wahrzunehmen und zu verstehen, besonders die Empfindungen in deinem Bauchraum.

2. Kultiviere einen Zustand der Entspannung: Integriere regelmäßige Mikro-Achtsamkeitspraktiken in deinen Alltag, um dein Nervensystem zu regulieren und einen Zustand der sicheren Verbundenheit zu fördern.
3. Stelle regelmäßig eine Verbindung zu deiner Intuition her: Stelle dir selbst wichtige Fragen (oder lasse sie dir stellen) und beobachte deine körperlichen Reaktionen, ohne sie sofort rational bewerten oder rechtfertigen zu wollen.

Wenn du diese Dinge in deinen Alltag integrierst, wirst du mit der Zeit eine tiefere Verbindung zu deiner eigenen Weisheit entwickeln. Du wirst merken, dass du Entscheidungen triffst, die nicht nur in dem Moment richtig erscheinen, sondern die auch langfristig zu mehr Erfüllung und Energie in deinem Leben führen. Vertraue diesem inneren Kompass – er kennt den Weg zu deinem Wohlbefinden oft besser als jeder externe Ratgeber.

Gehe in kleinen Schritten

In einer Welt, die von rasanter Veränderung und ständiger Selbstoptimierung geprägt ist, scheint es manchmal, als müssten wir unser Leben über Nacht unentwegt komplett umkrempeln. Doch das, was ich in meiner Arbeit mit Hunderten von Frauen beobachten durfte, widerspricht dieser Annahme: Die nachhaltigsten und tiefgreifendsten Veränderungen entstehen nicht durch große Sprünge, sondern durch beharrliche kleine Schritte. James Clear, Autor des Bestsellers »Atomic Habits« (auf Deutsch: »Die 1 %-Methode«), beschreibt dieses Phänomen treffend. Das Prinzip ist einfach und dennoch revolutionär: Wenn du dich jeden Tag nur um 1 % verbesserst – eine nahezu unmerkliche Veränderung – bist du nach einem Jahr 37-mal besser als zu Beginn. Diese exponentielle Wachstumskurve entsteht durch die Kraft der Gewohnheiten und den Zinseszins-Effekt kleiner, aber konsistenter Verbesserungen.

Stelle dir vor, du möchtest dein hormonelles Gleichgewicht verbessern und mehr Energie haben. Anstatt gleichzeitig deine gesamte Ernährung umzustellen, ein anspruchsvolles Meditationsprogramm zu beginnen und dein Schlafverhalten komplett zu verändern, könntest du mit *einem einzigen, scheinbar unbedeutenden Schritt* beginnen: Vielleicht trinkst du jeden Morgen als Erstes ein großes Glas Wasser. Oder du fügst zu jeder Hauptmahlzeit eine Portion grünes Gemüse und Proteine hinzu. Oder du praktizierst drei Minuten bewusste Atmung vor dem Schlafengehen. Aber erst mal nur eine einzige Mikro-Veränderung.

So minimal diese Änderungen auch erscheinen mögen – sie setzen einen Prozess in Gang, der weit über ihre unmittelbare Wirkung hinausgeht. Jeder kleine Erfolg stärkt dein Selbstvertrauen und deine Fähigkeit, weitere Veränderungen vorzunehmen. Jede neue Gewohnheit schafft einen Ankerpunkt, an den weitere gesunde Verhaltensweisen angedockt werden können. Das Besondere an diesem Ansatz: Er umgeht die häufigsten Hindernisse bei Lebensstilveränderungen – Überforderung, Perfektionismus und das Gefühl, nicht genug zu tun. Ein 1 %-Schritt ist so klein, dass er kaum Willenskraft erfordert und selbst an stressigen Tagen relativ gut machbar bleibt.

Bevor du jedoch diese kleinen Schritte gehen kannst, ist es entscheidend, ein klares Ziel vor Augen zu haben – eines, das nicht von äußeren Erwartungen, sondern von deinen tiefsten Wünschen getragen wird. Eine besonders kraftvolle Methode, deine wahren Ziele zu entdecken, ist Folgende: Du stellst dir vor, du würdest dein 90-jähriges Ich treffen und mit ihm über dein Leben sprechen. Worauf ist dein 90-jähriges Ich besonders stolz? Welche Entscheidungen aus der Vergangenheit bereut es? Welche seiner Wünsche haben sich erfüllt? Wenn du etwas mehr Zeit hast, darfst du gern versuchen, das Treffen mit deinem 90-jährigen Ich so gut es geht zu visualisieren:

1. Schließe dafür deine Augen und atme einige Male tief ein und aus.
2. Stelle dir vor, du besuchst dein 90-jähriges Ich. Wie sieht der Raum aus, in dem es lebt? Wie ist die Atmosphäre?

3. Betrachte dein älteres Ich genau: Wie sieht es aus? Welche Ausstrahlung hat es? Welche Energie umgibt es?
4. Beginne ein Gespräch mit ihm. Frage es: »Was waren die wichtigsten Entscheidungen in deinem Leben?«, »Worauf bist du stolz?«, »Was hat dich wirklich glücklich gemacht?«, »Was würdest du rückblickend anders machen?«
5. Höre aufmerksam zu und notiere deine Gedanken.

Diese Übung kann dir helfen, Ziele zu formulieren, die nicht nur oberflächliche Veränderungen anstreben, sondern tiefgreifende Transformation ermöglichen. Sobald du dein Ziel klar vor Augen hast, wird eine weitere mächtige Technik für dich interessant: die Visualisierung des bereits erreichten Ziels. Stelle dir dafür vor, dass du dein Ziel bereits erreicht hast. Tauche so gut es geht in diese Erfahrung ein: Wie fühlst du dich in deinem Körper? Wer in deinem Umfeld bemerkt die Veränderung zuerst, noch bevor du darüber sprichst? Was tust du jetzt, was du früher nicht getan hast? Was tust du nicht mehr, was früher selbstverständlich war? Diese Übung ist mehr als bloße Fantasie – sie bahnt neuronale Wege, die den tatsächlichen Veränderungsprozess unterstützen. Sie programmiert dein Unterbewusstsein auf das Erreichen deines Ziels, indem es dieses Ziel nicht nur erstrebenswert, sondern auch *erreichbar* erscheinen lässt.

Sarah

Sarah kam zu mir mit dem Wunsch, ihre chronische Erschöpfung loszuwerden. Wie etliche meiner Kundinnen hatte sie schon viel ausprobiert – von Detox-Kuren bis hin zu strengen Fitness-Programmen –, doch nichts hatte ihren Zustand langfristig verbessert. Wir begannen mit der Visualisierungsübung, bei der Sarah sich selbst als energiegeladene, ausgeglichene Version ihrer selbst vorstellte. Dies half ihr, eine emotionale Verbindung zu ihrem Ziel herzustellen und es als real und erreichbar wahrzunehmen.

Anstatt einen kompletten Neustart zu versuchen, identifizierten wir danach ihre »1 %-Schritte«: Morgens ein Glas Wasser mit einer Scheibe Zitrone trinken, bevor das Frühstück und (erst danach) der erste Kaffee folgten. Zu jeder Mahlzeit eine Proteinquelle hinzufügen. Abends das Handy um 21 Uhr in ein anderes Zimmer legen. Diese Schritte erschienen Sarah zunächst fast lächerlich einfach. »Das kann doch nicht ausreichen«, zweifelte sie. Doch sie blieb dran. Nach drei Wochen bemerkte sie erste Veränderungen – ihr morgendliches Energietief war weniger ausgeprägt und sie wachte erholter auf. Dies motivierte sie, den nächsten kleinen Schritt zu gehen: eine kurze Dehnungsroutine am Morgen. Nach zwei Monaten hatte sie sechs solcher Mini-Gewohnheiten etabliert, die zusammen einen deutlichen Unterschied in ihrem Energielevel bewirkten.

Das Beeindruckendste an Sarahs Reise war nicht nur ihre gesteigerte Energie, sondern auch, wie diese kleinen Erfolge ihr Selbstvertrauen stärkten. »Zum ersten Mal habe ich das Gefühl, dass ich meinen Körper und meine Gesundheit wirklich beeinflussen kann«, berichtete sie. »Diese Erfahrung verändert meine gesamte Einstellung zum Leben.«

Der Weg zu mehr Energie und hormonellem Gleichgewicht ist keine Schnellstraße, sondern ein Pfad der kleinen, beharrlichen Schritte. Er beginnt mit einem klaren, emotional verankerten Ziel und setzt sich fort mit winzigen, aber kontinuierlichen Handlungen. Wichtig ist auch die bewusste Anerkennung deiner Fortschritte. Sie hilft dir dabei, am Ball zu bleiben und deinen Weg konsequent zu gehen.

Wie dir das gelingt, verrate ich dir jetzt.

Transformiere dein Mindset

Eine oft unterschätzte, aber unglaublich wirksame Strategie für nachhaltige Veränderung ist die Dokumentation deines Fortschritts. Der Grund: Das menschliche Gehirn ist so konstruiert, dass es Verbesserungen oft nicht wahrnimmt, vor allem, wenn sie graduell erfolgen – ähnlich wie wir das langsame Wachstum unserer Haare nicht bemerken. Wenn du dir nicht aufschreibst, was sich verändert hat, kannst du deine kleinen und großen Erfolge nicht sehen – und daher auch nicht anerkennen. Diese Anerkennung ist aber unfassbar wichtig, damit du motiviert am Ball bleibst.

Mein Tipp: Führe ein einfaches Fortschritts-Tagebuch bzw. mache dir kurze Notizen in dein Anti-Burnout-Journal, in dem du regelmäßig kurze Stichpunkte dazu notierst,

- welche neuen Gewohnheiten du etabliert hast,
- welche Veränderungen du in deinem Körper und deiner Energie bemerkst,
- welche Hindernisse aufgetreten sind und wie du sie überwunden hast,
- welche unerwarteten positiven Nebeneffekte eingetreten sind.

Deine Notizen machen auch kleine Fortschritte sichtbar, sie helfen dir, Muster zu erkennen und deine Strategie anzupassen, und sie dienen als emotionale Stütze in Phasen, in denen die Veränderung zu stagnieren scheint.

Wenn du deine kleinen und großen Fortschritte siehst und anerkennen kannst, wird wahrscheinlich noch etwas anderes ziemlich Erstaunliches passieren: Du wirst deine bisherigen Glaubenssätze (also die Art und Weise, was du über dich und über die Welt denkst) überdenken. Vielleicht hast du bisher über dich selbst gedacht, dass du nicht willensstark genug bist, um deine Gewohnheiten zu verändern. Vielleicht hast du dir auch jahrelang selbst erzählt, dass du nichts an deiner eigenen gesundheitlichen Situation ändern kannst. Vielleicht hast du dich machtlos gefühlt, dich klein gemacht, dich selbst abgewertet. Vielleicht wird dir zum ersten Mal klar, dass du jahrelang *gegen* statt *mit* deinem Körper gearbeitet hast. Und vielleicht bedeutet das, dass du das, was du über dich denkst, grundlegend »überarbeiten« möchtest.

Unterstützende Glaubenssätze zu haben ist unglaublich wichtig, wenn mal wieder »das Leben dazwischenkommt«. Denn du kannst noch so entschlossen auf dein Ziel zugehen – es wird Zeiten geben, in denen du an dir und deinem Vorhaben zweifelst. Zeiten, in denen sich alles schwer anfühlt. Zeiten, in denen du das Gefühl hast, deine Mühe war umsonst (weil zum Beispiel alte Symptome zurückkehren). Solche Rückschläge gehören zum Weg dazu. Denn sie sind erst einmal nur ein Hinweis darauf, dass du wahrscheinlich ein wenig vom Ziel abgekommen bist – zumindest, wenn Symptome, die zwischenzeitlich verschwunden waren, wieder auftreten. Nutze dieses Wiederkommen von alten Symptomen, um dich zu fragen: Was war in den letzten Wochen anders? Wo bin ich von meinen neuen (hormonsensiblen) Routinen abgewichen? Und dann richte dich neu aus, gib dir selbst wieder das Commitment, zu diesen Routinen zurückzukehren. Und vor allem: Werte dich nicht dafür ab, dass du abgewichen bist! Heilung verläuft nicht linear, und auch ich weiche immer mal wieder von meinem Weg ab (um daraufhin merken zu dürfen, dass ich mich mit dieser Abweichung schlecht fühle – und dann »erneuere« ich mein Versprechen gegenüber mir selbst, auf meinen ursprünglichen Weg zurückzukehren und mein Ziel wieder fest vor Augen zu haben).

Wenn du zum Zeitpunkt eines Rückfalls oder in Situationen, in denen du zweifelst, deine positive Glaubenssätze dir wieder deutlich vor Augen führst, wird dir diese Rückkehr auf deinen Weg wesentlich leichter fallen. Weil du weißt, dass du in der Lage bist, schwierige Situationen zu meistern. Weil du auf dich selbst vertraust. Weil dir klar ist, dass du an deinem Ziel ankommen wirst – auch wenn du zwischenzeitlich von deinem Weg abweichst. Unterstützende, positive Glaubenssätze zu haben bedeutet, nicht direkt dich selbst und dein ganzes Leben infrage zu stellen, wenn etwas schiefläuft. Positive Glaubenssätze können dich dazu motivieren, alle deine aktuellen Ziele zu erreichen. Weil sie dich unterstützen, anstatt dich zu begrenzen.

Aber bedenke: Deine Glaubenssätze werden sich nicht über Nacht verändern. Es braucht Zeit, Geduld und auch ein wenig Mut, limitierende Glaubenssätze durch unterstützende Glaubenssätze zu ersetzen.

Diese Übung kann dir dabei helfen (du darfst sie im Abstand von mehreren Monaten gern wiederholen, wenn du magst):

Schritt 1: Identifiziere deine limitierenden Glaubenssätze

Nimm dir einen Moment Zeit, um zur Ruhe zu kommen. Atme tief ein und aus. Kreise maximal fünf Glaubenssätze der folgenden Liste ein, die dich am stärksten ansprechen, bei denen du eine körperliche Reaktion (Enge, Unbehagen, Schwere) spürst oder dir spontan denkst »Ja, genau so ist es!«. Eine erweiterte Liste findest du zum Download über den nebenstehenden QR-Code oder unter www.reginaahrens.de/buch/low-battery

»Meine Bedürfnisse sind weniger wichtig als die Bedürfnisse anderer.«

»Müde zu sein, gehört zum Erwachsensein/Muttersein/Frausein einfach dazu.«

»Mein Körper ist mein Feind.«

»Ich bin zu sensibel/schwach/empfindlich.«

»Mein Körper hat mich im Stich gelassen.«

»Meine Hormone sind außer Kontrolle/das totale Chaos.«

»In meiner Familie haben alle Hormonstörungen – ich kann nichts dagegen tun.«

»Eine gute Mutter/Partnerin/Tochter stellt ihre eigenen Bedürfnisse immer hinten an.«

»Ich bin nicht diszipliniert genug, um gesund zu leben.«

»Als Frau muss ich mehr leisten, um dieselbe Anerkennung zu bekommen wie ein Mann.«

»Ich habe keine Zeit für Selbstfürsorge.«

»Ich muss die Beste sein.«

»Grenzen zu setzen macht mich zu einer schwierigen Person.«

»Ich habe schon alles versucht – nichts funktioniert für mich.«

»Ich werde es nie schaffen, langfristig dranzubleiben.«

»Mein Zyklus ist ein Hindernis für meine Ziele.«

»Es ist unprofessionell, meinen Arbeitsrhythmus an meinen Zyklus anzupassen.«

Schritt 2: Finde den Ursprung deiner Glaubenssätze

Wähle nun *einen* der ausgewählten Glaubenssätze aus und beantworte die folgenden Fragen:

- Wann habe ich diesen Glaubenssatz zum ersten Mal geglaubt?
- Gab es eine spezielle Situation oder eine Phase in meinem Leben, in dem dieser Glaubenssatz eine große Rolle gespielt hat?
- Von wem könnte ich ihn gelernt oder übernommen haben?
- Welche Erfahrungen haben diesen Glaubenssatz verstärkt?
- Wie hat mir dieser Glaubenssatz bisher gedient oder mich geschützt?
- Was kostet mich dieser Glaubenssatz in Bezug auf meine Energie und mein Wohlbefinden?

Mache das Gleiche mit den anderen Glaubenssätzen, die du ausgewählt hast.

Schritt 3: Erkenne die Wahrheit hinter deinen Glaubenssätzen

Nun gilt es, den Kern der Wahrheit in deinem limitierenden Glaubenssatz zu finden. In jedem limitierenden Glaubenssatz kann ein Körnchen Wahrheit stecken bzw. er kann in einer besonderen Situation oder Lebensphase für dich hilfreich gewesen sein – und genau dieses Körnchen macht ihn so mächtig. Frage dich:

- Was ist das Körnchen Wahrheit in diesem Glaubenssatz?
- Welcher Teil davon war oder ist manchmal zutreffend?
- Unter welchen spezifischen Umständen könnte dieser Glaubenssatz gelten?

Beispiel: Im Glaubenssatz »Erschöpfung gehört zum Muttersein dazu« steckt das Körnchen Wahrheit, dass die Betreuung gerade von kleinen Kindern tatsächlich anstrengend und herausfordernd ist.

Schritt 4: Transformiere deine limitierenden Glaubenssätze

Jetzt kommt der kreative Teil: Du verabschiedest dich gedanklich von deinem limitierenden Glaubenssatz und findest unterstützende Glaubenssätze. Sei dir bewusst, dass das, was du über dich denkst, flexibel ist. Ich bin mir sicher, dass du als Dreijährige nicht dieselben Glaubenssätze hattest wie heute. Und ebenso sicher bin ich mir, dass du limitierende Glaubenssätze durch unterstützende Glaubenssätze ersetzen kannst – weil ich diese Erfahrung nicht nur selbst gemacht habe, sondern auch hundertfach bei meinen Kundinnen beobachtet habe.

Stelle dir dafür jeden einzelnen Glaubenssatz wie eine Tischplatte vor, die von mehreren Tischbeinen gehalten wird. Die Tischbeine sind bestätigende Erfahrungen, also Situationen, in denen du dich darin bestätigt gefühlt hast, dass ein Glaubenssatz »wahr« ist (»Beweise«). Je mehr Tischbeine vorhanden sind und je stärker diese sind, desto stabiler ist dein Glaubenssatz. Wenn ich dir allerdings sage, dass unser Gehirn immer nach Erfahrungen sucht, die unsere vorhandenen Glaubenssätze *bestätigen* (also sehr selektiv arbeitet), dann wird dir bewusst, dass du genauso gut Erfahrungen machen oder erinnern kannst, die einen unterstützenden Glaubenssatz »beweisen«, wie solche, die einen limitierenden Glaubenssatz bestätigen. Du hast die Wahl und entscheidest selbst, worauf du deinen Fokus legst.

Um einen limitierenden Glaubenssatz zu transformieren, müssen wir also zunächst die »Tischbeine« (also die »Beweise«) identifizieren und dann systematisch eines nach dem anderen entfernen oder durch neue, unterstützende Erfahrungen (die du auf jeden Fall auch gemacht hast, auch wenn sie in deiner Erinnerung nach hinten gerückt sind) ersetzen.

Beginne mit einem der limitierenden Glaubenssätze, die du weiter oben ausgewählt hast. Wenn du magst, nimm dir ein großes Blatt Papier und zeichne in der Mitte einen Kreis oder ein Rechteck – deine Tischplatte. Schreibe deinen ersten ausgewählten limitierenden Glaubenssatz hinein. Nimm dir nun ein wenig Zeit, um die »Tischbeine« zu identifizieren – die Erfahrungen, Erinnerungen, Worte und Ereignisse, die diesen Glaubenssatz in deinem Leben stützen. Zeichne für jedes Tischbein eine Linie nach unten und notiere die entsprechende Erfahrung. Frage dich:

- Welche konkreten Erlebnisse haben diesen Glaubenssatz verstärkt?
- Welche Worte oder Aussagen von anderen (Eltern, Lehrer, Partner, Medien) haben diesen Glaubenssatz gefestigt?
- Welche »Beweise« sammle ich selbst im Alltag, die diesen Glaubenssatz bestätigen?
- In welchen Situationen fühlt sich dieser Glaubenssatz besonders wahr an?

Hier ein Beispiel für den Glaubenssatz »Ich habe keine Zeit für Selbstfürsorge«:

- Tischbein 1: Meine Mutter hat sich nie Zeit für sich selbst genommen und wurde dafür gelobt.

- Tischbein 2: Als ich einmal Nein sagte, wurde ich als egoistisch bezeichnet.
- Tischbein 3: In Filmen und Büchern werden aufopfernde Mütter/Frauen als Heldinnen dargestellt.
- Tischbein 4: Meine Freundin Julia nimmt sich immer Zeit für mich, auch wenn sie erschöpft ist.
- Tischbein 5: Als ich mich einmal zurückzog, während mein Kind mich brauchte, fühlte ich mich schrecklich.

Versuche, mindestens fünf Tischbeine (also »Beweise« für deinen limitierenden Glaubenssatz) zu identifizieren. Je mehr du findest, desto besser verstehst du, wie tief dieser Glaubenssatz in deinem Leben verankert ist.

Im Anschluss daran solltest du für jedes dieser Tischbeine

1. die Erfahrung aus einer neuen Perspektive betrachten
2. den »Beweis« hinterfragen
3. eine neue Interpretation anbieten

Arbeite ein Tischbein nach dem anderen durch. Schreibe neben jedes Tischbein eine alternative Sichtweise oder Interpretation, die den »Beweis« (also das alte Tischbein) infrage stellt.

Ein Beispiel für das Tischbein »Meine Mutter hat sich nie Zeit für sich selbst genommen und wurde dafür gelobt«:

- Neue Perspektive: »Meine Mutter lebte in einer anderen Zeit mit anderen gesellschaftlichen Erwartungen. Vielleicht hat ihre Selbstaufopferung zu ihrer eigenen Erschöpfung und gesundheitlichen Problemen beigetragen. Vielleicht hätte sie eine bessere Mutter sein können, wenn sie besser für sich selbst gesorgt hätte.«

Und hier ein weiteres Beispiel für das Tischbein »Als ich einmal Nein sagte, wurde ich als egoistisch bezeichnet«:

- Neue Perspektive: »Die Person, die mich als egoistisch bezeichnet hat, war vielleicht selbst nicht in der Lage, gesunde Grenzen zu setzen. Ihre Reaktion sagt mehr über sie aus als über mich. Außerdem war das eine einzelne Erfahrung, die nicht verallgemeinert werden sollte.«

Frage dich also bei jedem Tischbein:

- Gibt es eine andere Interpretation für diese Erfahrung?
- Ist dieser »Beweis« objektiv wahr oder nur ein Einzelfall?
- Würde ich einer Freundin mit der gleichen Erfahrung die gleiche Bedeutung zuschreiben?
- Was würde mein weiseres 90-jähriges Ich zu dieser Interpretation sagen?

Wenn du hier angelangt bist, klopfe dir einmal selbst auf die Schulter! Und dann freue dich darauf, dass du jetzt deine unterstützenden Glaubenssätze formulieren darfst. Unterstützende Glaubenssätze sind immer

- positiv formuliert
- betonen dein Potenzial und deine Handlungsfähigkeit
- fühlen sich wahr und authentisch an (nicht übertrieben positiv)
- respektieren deine Bedürfnisse und Werte

Für unser Beispiel könnte der neue Glaubenssatz lauten: »Selbstfürsorge ist nötig, damit ich für andere da sein kann. Wenn ich meine Bedürfnisse respektiere, bin ich ein gesünderes Vorbild und eine bessere Unterstützung für die Menschen, die ich liebe.«

Zeichne auf einem neuen Blatt Papier eine neue Tischplatte mit diesem unterstützenden Glaubenssatz. Nun geht es darum, neue Tischbeine zu identifizieren oder zu erschaffen – Erfahrungen und Beweise, die diesen neuen Glaubenssatz stützen. Frage dich:

- Welche Erfahrungen habe ich bereits gemacht, die diesen neuen Glaubenssatz unterstützen?
- Welche Beispiele von Menschen kenne ich, die diesen neuen Glaubenssatz verkörpern?
- Welche kleinen Experimente könnte ich im Alltag durchführen, um neue »Beweise« für diesen Glaubenssatz zu sammeln?
- Welche Bücher, Studien oder Ressourcen könnten diesen neuen Glaubenssatz stärken?

Beispiel für neue Tischbeine:

- »Als ich letzte Woche eine Pause gemacht habe, konnte ich danach geduldiger mit meinen Kindern umgehen.«
- »Meine Freundin Sarah setzt klare Grenzen und wird dafür respektiert.«
- »Studien zeigen, dass Selbstfürsorge gut für die Gesundheit ist.«
- »Ich habe beobachtet, dass ich nach einem ruhigen Start in den Tag eine bessere Mutter/Partnerin/Freundin bin.«

Schritt 5: Kommuniziere deine neuen Glaubenssätze

Teile deine unterstützenden Glaubenssätze mit anderen Menschen, um sie noch stärker werden zu lassen. Wähle dafür eine Person, der du vertraust (z. B. eine Freundin, Partner/Partnerin oder Mentorin) und teile mit ihr:

- deine alten Glaubenssätze
- wie sie dich beeinflusst haben
- deine neuen, unterstützenden Glaubenssätze
- die kleinen Schritte, die du unternimmst, um deine unterstützenden Glaubenssätze zu verankern

Bitte diese Person, dich gelegentlich an deine neuen Glaubenssätze zu erinnern, besonders in Momenten, in denen du in alte Muster zurückzufallen drohst.

Schritt 6: Verkörpere deine neue Wahrheit

Dieser Schritt ist entscheidend, um die neue Überzeugung nicht nur kognitiv zu verstehen, sondern sie tief in deinem Nervensystem zu verankern. Das kannst du tun, um deine neuen Glaubenssätze zu verkörpern:

1. Schreibe sie auf eine Karte und platziere sie an einem Ort, den du täglich siehst (Badezimmerspiegel, Nachttisch, Kühlschranktür).
2. Sprich sie laut aus, während du eine Hand auf deinen Bauch legst und tief atmest. Spüre, wie sich diese Wahrheit in deinem Körper anfühlt.
3. Identifiziere eine kleine Handlung, die deine neuen Glaubenssätze stützt und die du täglich umsetzen kannst. Beispiele:
   - Eine bewusste 5-Minuten-Pause einlegen, wenn du Erschöpfung spürst
   - Einen kurzen Mittagsschlaf machen, ohne Schuldgefühle
   - »Nein« zu einer Anfrage sagen, die deine Energie überfordern würde
   - Eine Aufgabe delegieren, um Raum für Selbstfürsorge zu schaffen
4. Schreibe dir auf, wie es sich anfühlt, »Beweise« für deine unterstützenden Glaubenssätze zu sammeln. Welche Unterschiede bemerkst du in deiner Energie, deinen Gefühlen und deinen Beziehungen?

Bonus: Beziehe deinen Zyklus ein

Wenn du magst, kannst du beobachten, wie sich deine Glaubenssätze im Verlauf deines Zyklus verändern. Häufig ist es beispielsweise so, dass in der späten Lutealphase und in der Menstruationsphase verstärkt Zweifel und Sorgen aufkommen. Manche Frauen stellen ihr komplettes Leben, ihren Job und viele ihrer in der Vergangenheit getroffenen Entscheidungen infrage. Die Dinge, an denen sie zweifeln oder um die sie sich Sorgen machen, wiederholen sich häufig in jedem Zyklus. Das heißt, immer zur selben Zeit (rund um die Menstruationsphase) kommen die gleichen oder ähnlich negative Gedanken, Unzufriedenheiten, Sorgen und Zweifel auf. Wenn du dies bei dir beobachtest, versuche in deinem nächsten Zyklus, deine jeweilige Zyklusphase bewusst für die Arbeit mit deinen Glaubenssätzen zu nutzen, anstatt dich deinen üblichen Gedankenmustern einfach nur hinzugeben und »auf Autopilot« zu funktionieren. So kannst du die Stärken in den jeweiligen Zyklusphasen nutzen, um die vier Schritte der oben genannten Übung durchzuführen:

- Menstruationsphase: Zeit der tiefen Intuition und Einsicht – ideal, um alte Glaubenssätze und ihren Ursprung zu erkennen (Schritt 1–3).
- Follikelphase: Phase der Erneuerung und Kreativität – perfekt, um neue, unterstützende Glaubenssätze zu formulieren (Schritt 4).
- Eisprungphase: Zeit der Kommunikation und Verbindung – günstig, um deine Gedanken zu deinen neuen und alten Glaubenssätzen mit vertrauten Menschen zu teilen (Schritt 5).
- Lutealphase: Phase der Umsetzung und Integration – ideal, um konkrete Handlungen zu etablieren, die deine neuen Glaubenssätze unterstützen (Schritt 6).

Ich weiß, die Arbeit mit Glaubenssätzen kann sich wie ein Fass ohne Boden anfühlen. Der Grund ist, dass unsere Glaubenssätze so unfassbar stark beeinflussen, wie wir unser gesamtes Leben wahrnehmen und leben. Hast du viele limitierende Glaubenssätze, ist die Wahrscheinlichkeit hoch, dass du in Beziehungen steckst, die dich einengen, dich klein machen oder dass du einer Arbeit nachgehst, die dich nicht glücklich macht. Hast du viele unterstützende Glaubenssätze, wirst du dich wundern, wie leicht dein Leben ist und wie sehr es sich nach dir anfühlt.

Aber auch hier gilt: *Du darfst unperfekt starten!* Vielleicht nimmst du dir erstmal nur Schritt 1 dieser intensiven Übung vor und schaust, was passiert. Langsam zu gehen, dein eigenes Tempo zu wählen (und zu respektieren!) oder zwischendurch Pausen zu machen, ist absolut angebracht und Teil deiner ganz individuellen Reise auf dem Weg zurück ins hormonelle Gleichgewicht. Und du wirst sehen: Wenn du diese Glaubenssatz-Übung (mit einigen Wochen oder Monaten Abstand) wiederholst, wirst du immer wieder neue Erkenntnisse über dich selbst haben. Dein Leben wird sich immer mehr nach dir anfühlen, es wird immer leichter. Weil du mit jedem Durchgang, mit jeder Beschäftigung mit deinen Glaubenssätzen tiefer graben wirst. Du wirst immer mehr limitierende Überzeugungen transformieren können und dadurch mehr Raum für Energie schaffen. Sei geduldig und sanft mit dir selbst auf dieser Reise. Denn selbst kleine Verschiebungen in deinen Grundüberzeugungen (also deinen Glaubenssätzen) können tiefgreifende Auswirkungen auf dein Energieniveau, dein hormonelles Gleichgewicht und deine gesamte Lebensqualität haben.

Lasse mehr Freude in dein Leben

Wenn du die Entscheidung triffst, deine Gewohnheiten zu verändern und an deinen Glaubenssätzen zu arbeiten, damit deine Erschöpfung nicht mehr weiter von dir Besitz ergreifen kann, geschieht dies meist aus einem bestimmten Gefühl heraus: einem (emotionalen) Schmerz und dem damit verbundenen Wissen, dass du nicht so weitermachen möchtest wie bisher. Dieser Schmerz ist positiv – zumindest, wenn du es schaffst, ihn als Motor für Veränderungen zu nutzen. Denn Schmerz führt zu Veränderung, aber – ganz wichtig – dein Schmerz hält die Veränderung nicht am Laufen. Dafür ist eine andere wichtige Emotion zuständig: die Freude.

Vielleicht hast du den Film »Alles steht Kopf« (Teil 2) gesehen. Ich liebe diesen Film, weil er so wunderschön zeigt, welche Rolle Emotionen in unserem Leben spielen und dass sie *alle* eine Berechtigung haben. In dem Film ist es immer wieder die Freude, die Riley (die Hauptfigur des Films) dazu bringt, schwierige Situationen zu meistern und kontinuierlich an ihrem Traum (in ihr Lieblings-Eishockey-Team aufgenommen zu werden) zu arbeiten und an sich selbst zu glauben – trotz Pubertät und Chaos im Kopf.

Gerade wenn der »Ursprungs-Schmerz«, der dich dazu gebracht hat, deine Gewohnheiten zu verändern und deinen Weg zurück ins hormonelle Gleichgewicht zu starten, verpufft ist oder wenn die oben beschriebenen Methoden (Fortschritte dokumentieren und Glaubenssätze transformieren) nicht mehr ausreichen, um deinen Weg zu mehr Energie kontinuierlich weiterzugehen, kannst du dies versuchen: Lasse mehr Freude in dein Leben!

Das ist zum einen schön, weil Freude sich angenehm anfühlt. Zum anderen ist es schön, weil dir Veränderungen und das Am-Ball-Bleiben so deutlich leichter fallen werden, als wenn du einfach nur versuchst, eine To-do-Liste abzuarbeiten und »alles richtig zu machen«.

Meine Erfahrung ist, dass bei vielen Erwachsenen ein Mangel an möglichst täglich erlebter Freude dazu führt, dass sich ihr Leben schwer anfühlt und gesunde Routinen nach einiger Zeit wieder vernachlässigt werden.

Deshalb frage dich auf deinem Weg zwischendurch immer wieder: Was macht mir besonders viel Freude? Und wie kann ich diese Freude mit meinen (neuen) Routinen verknüpfen? Meine ganz persönliche Antwort darauf: Ich höre meine Lieblingsmusik, *während* ich meine Dehnübungen mache. Ich hüpfe mit meinen Kindern über Steine, Pfützen und Stöcke, *während* ich in der Natur auftanke. Ich summe, singe und tanze, *während* ich koche. Ich verbinde also meine hormonfreundlichen Routinen mit einer Prise Freude. Und alle paar Wochen (gern in der Menstruationsphase) frage ich mich, wie ich noch mehr Freude in mein Leben einladen kann. Mit kleinen Dingen, die nichts kosten müssen, keine zusätzliche Zeit brauchen und sich ganz einfach mit dem verbinden lassen, was ich sowieso schon tue. So halte ich meine Motivation aufrecht, ohne mich selbst ständig an den Schmerz erinnern zu müssen, der mich einst zu der Entscheidung, mein Leben mit der Anti-Burnout-Formel zu verändern, geführt hat. Weil ich weiß, dass dieser Schmerz zwar der Anstoß für meine Veränderung war, aber nicht der Motor.

Nimm deine Liebsten mit auf deine Reise

Als ich vor einigen Jahren anfing, mich hormonsensibel zu ernähren und mein Nervensystem entlang meines Zyklus zu regulieren, fiel es mir anfangs schwer, diese Entscheidung mit anderen Menschen zu teilen. Ich wollte erst mal ausprobieren, was für mich funktionierte, bevor ich meine Gedanken und Strategien mit meinem Umfeld teilte. Alles, was du hier in diesem Buch liest (also genau die Dinge, die heute ein fester Bestandteil in meinem Leben sind) war damals so unfassbar weit weg von meiner Lebensrealität, dass ich zwar den Entschluss gefasst hatte, es umzusetzen – aber ich hatte nicht genug Mut, um meinen Entschluss ganz offen mit anderen Menschen zu teilen. Glücklicherweise gab es einige Menschen in meinem privaten und beruflichen Umfeld, die mich von sich aus darauf ansprachen, was mit mir passiert sei (sie hatten beobachtet, dass ich viel gelassener und fröhlicher war und deutlich mehr Energie hatte und wollten mein »Geheimnis« wissen). Ihre Fragen und ihr ehrliches Interesse haben letztlich dazu geführt, dass ich meinen Job als Professorin gekündigt und mich als Ernährungs- und Hormonexpertin selbstständig gemacht habe. Sie haben dazu beigetragen, dass ich noch mehr Frauen an meinem Wissen und meinen Erfahrungen teilhaben lassen wollte (und ja, irgendwie haben sie damit auch den Weg bereitet für dieses Buch …).

Meine persönliche Erfahrung: Es ist wichtig, dass du auf deinem Weg zu mehr Energie eine für dich stimmige Balance zwischen »Reden« und »Schweigen« findest. Was ich damit meine: Manche meiner Empfehlungen wirst du nur für dich, ganz in Ruhe ausprobieren wollen. Für andere Dinge brauchst du die Unterstützung anderer Menschen – oder du solltest sie zumindest in Kenntnis setzen, dass du etwas verändern wirst. Ganz ohne Kommunikation geht es in manchen Fällen nicht. Gerade wenn du mit anderen Menschen (z. B. Partner/Partnerin, Familie) zusammenlebst, werden diese früher oder später sowieso merken, wenn du zum Beispiel deine Ernährung veränderst. Weihe sie also in deine Überlegungen ein. Du musst dafür aber nicht alle Details offenbaren. Einen Satz, den ich meinen Kundinnen gern mit auf den Weg gebe, ist der folgende:

»Ich möchte etwas verändern, damit es mir wieder besser geht. Das betrifft zum Beispiel [Routine XY]. Viele Dinge muss ich erst für mich ausprobieren – aber ich halte dich auf dem Laufenden, wenn ich genauer weiß, was ich dauerhaft ändern möchte.«

Eine Falle, in die viele (auch ich selbst) tappen, wenn sie erste Veränderungen sehen, nachdem sie angefangen haben, ihre Hormone zurück ins Gleichgewicht zu bringen, ist, dass sie anfangen zu missionieren. Damit meine ich, dass sie versuchen, Menschen in ihrem Umfeld davon zu überzeugen, dass ihre neuen Routinen die »besten« oder die »gesündesten« sind. Meine Erfahrung ist, dass diese Art der gutgemeinten Überzeugung oft nach hinten losgeht und vom Umfeld mit Misstrauen bis hin zu Abwendung aufgenommen wird. Glaub mir: Wenn andere Menschen sehen, wie sehr du dich durch deine neuen Routinen veränderst, werden viele von ihnen früher oder später von selbst auf dich zukommen und nachfragen, was du geändert hast. Und dann kannst du gerne erzählen, was du verändert hast.

Für den Fall, dass deine Veränderungen (zwischenzeitlich) Irritationen in deinem Umfeld hervorrufen: Erinnere dich an das, was du zu Beginn dieses Kapitels gelesen hast: Menschen reagieren häufig mit Angst vor Veränderungen – und zwar unabhängig davon, ob sie selbst etwas verändern sollen/wollen, oder ob jemand aus ihrem Umfeld sich/etwas verändert. Sei also ebenso verständnisvoll mit ihnen wie mit dir selbst.

Rezepte für mehr Energie

Für mich begann die Reise zurück ins hormonelle Gleichgewicht und zu mehr Energie über meine Ernährung (man könnte sagen »Energie geht durch den Magen«). Vielleicht bist du schon beim Lesen vom Kapitel »Iss dich fit« neugierig geworden und hast Lust bekommen, ein paar meiner hormonsensiblen Rezepte auszuprobieren. Hier kommt eine kleine, aber feine Auswahl von vier Frühstücksrezepten – eines für jede Zyklusphase. Mein Tipp: Starte mit dem Rezept, das sich für dich auf den ersten Blick am leckersten anhört. Beobachte, wie es dir nach dem Essen geht. Geht es dir gut damit, integriere das Rezept regelmäßig in deinen Speiseplan.

Follikelphase: Avocado-Brot mit Ei

Zutaten:

- 1 Ei
- ½ Avocado
- 1 Stück Camembert oder Ziegenkäse
- Salz, Pfeffer
- ½ Paprika
- 2 Scheiben Vollkornbrot oder glutenfreies Saatenbrot

Zubereitung:

Das Ei aufschlagen und in der Pfanne zu einem Spiegelei braten. Salzen und pfeffern. Das Fruchtfleisch der Avocado mit einem Löffel rauslösen und in Scheiben schneiden. Den Käse in Scheiben schneiden und auf das Brot legen. Die geschnittene Avocado auf den Käse legen, salzen und pfeffern. Die Paprika waschen, entkernen und in Streifen schneiden. Das fertige Spiegelei auf das Avocado-Brot legen und zusammen mit der Paprika genießen.

Eisprungphase: Beeren-Mandel-Müsli

Zutaten:

- 2–3 EL Skyr
- 1 EL Mandeln
- 2 Stückchen dunkle Schokolade (ab 70 %)
- 1 TL braunes Mandelmus
- 1 EL Himbeeren (TK oder frisch)
- 1 TL Sesam
- 1 TL Kokosraspeln

Zubereitung:

Den Skyr in eine kleine Schüssel geben. Die Mandeln und die Schokolade hacken und hinzugeben. Mit den weiteren Zutaten toppen und genießen.

Lutealphase: Apfel-Hirse-Porridge

Zutaten:

- 50 g Hirse
- 100 g Skyr oder griechischer Joghurt
- 1 kleiner Apfel, gewaschen, geschält und gewürfelt
- Eine Handvoll Walnüsse, grob gehackt
- Etwas Zimt nach Geschmack

Zubereitung:

Die Hirse unter fließendem Wasser gründlich abspülen. In einem Topf mit der doppelten Menge Wasser zum Kochen bringen. Hitze reduzieren, abdecken und etwa 15–20 Minuten köcheln lassen, bis die Hirse weich ist (ich koche die Hirse meist schon am Vorabend bzw. in größeren Mengen vor). Abgießen und abkühlen lassen. In einer Schüssel Skyr oder griechischen Joghurt verteilen. Gekochte Hirse gleichmäßig über den Skyr/griechischen Joghurt geben.

Die gewürfelten Apfelstücke auf die Hirse legen. Die grob gehackten Walnüsse darüber streuen. Nach Belieben mit Zimt bestreuen.

Menstruationsphase: Blauer Shake

Zutaten:

- ½ Tasse Blaubeeren (TK oder frisch)
- 200 ml Wasser oder vegane Milch
- 2 TL Nussbutter oder Mandelmus
- 3 Eigelbe (keine Angst, man schmeckt sie nicht!)
- 1 TL Kokosöl
- 1 EL Backkakao
- Eine Prise Zimt
- Eine Prise Vanille

Zubereitung:
Alle Zutaten in einen Mixer geben oder mit dem Pürierstab fein pürieren.

Mein Tipp: Du kannst den Shake auch warm trinken (ich habe in der Menstruationsphase häufig Lust auf warme Mahlzeiten). Wärme dafür die vegane Milch bzw. das Wasser einfach zusammen mit dem Kokosöl auf (nicht kochen) und gib sie zu den anderen Zutaten in den Mixer.

Extra: Rinderkraftbrühe für die Menstruationsphase
Dieses einfache Rezept für eine Rinderkraftbrühe habe ich von der TCM-Ärztin Dr. med. Sandra Bürklin. Ich kochte die Brühe in der Lutealphase vor, weil sie zwar extrem einfach zuzubereiten ist, aber auch extrem lange kochen muss. So bin ich in der Menstruationsphase optimal versorgt und muss mich um nichts mehr kümmern. Hier die Zubereitung:

Zutaten:

- 1 Zwiebel
- 2 EL Butter
- 1 Beinscheibe mit Markknochen vom Rind
- 1–2 Möhren
- ca. ¼ Knollensellerie
- 1 Stück Ingwer

- 2 Wacholderbeeren
- 2 Lorbeerblätter
- ggf. etwas Rosmarin und/oder Thymian.

Zubereitung:
Die Zwiebel schälen, in große Stücke schneiden und in einem großen Topf in der Butter anbraten. Dann das Fleisch und die Markknochen dazugeben und auch anbraten. Die Möhren und den Knollensellerie schälen, in Stücke schneiden und mit in den Topf geben. Danach den Ingwer und die Gewürze hinzufügen, alles mit ca. 5–6 Litern Wasser auffüllen und einmal aufkochen. Im Anschluss für mehrere Stunden (im Idealfall 12–18 Stunden) auf kleiner Flamme köcheln lassen. Danach die Brühe durch ein Sieb gießen, alle festen Teile wegschmeißen und mit reichlich Salz würzen.

Deine nächsten Schritte

1. Schreibe dir die Dinge auf, die dich aus diesem Kapitel überrascht, irritiert oder gewundert haben. Orientiere dich dabei an diesen Fragen: Was war neu für mich? Was habe ich zwischen den Zeilen gelesen? Was bestätigt mich in meinen eigenen Gedanken oder Vermutungen? Was widerspricht dem, was ich bisher wusste? In welche Themen möchte ich tiefer einsteigen?
2. Stelle dir vor, du triffst dein 90-jähriges Ich – eine weisere, glücklichere und vor allem energiegeladenere Version deiner Selbst. Stelle deinem 90-jährigen Ich die Fragen, die du auf Seite 163 f. findest. Notiere die Antworten in dein Anti-Burnout-Journal.
3. Mache spätestens jetzt die Übung, mit der du dein Bauchgefühl (deine Intuition) stärken kannst (s. S. 158 ff.). Wie fühlt sich ein »Ja« für dich an? Wie fühlt sich ein »Nein« für dich an?
4. Schreibe dir zehn Dinge auf, die dir Freude machen. Versuche, jeden Tag mindestens eine davon in deinen Alltag zu integrieren.

Das Wichtigste auf einen Blick:

- Akzeptiere deine Angst vor Veränderung – Angst ist normal und zeigt oft nur, dass du deine Komfortzone verlässt, was für echte Veränderung nötig ist.
- Große Veränderungen entstehen durch tägliche Minifortschritte. Beginne lieber mit einer einzigen, leichten Gewohnheit, anstatt alles auf einmal umzustellen.
- Unterstützende Glaubenssätze helfen dir, auch in Zeiten von Rückschritten oder Überforderungen nicht am »großen Ganzen« zu zweifeln.
- Schmerz führt zu Veränderung. Freude hält die Veränderung am Laufen.

SOS-Strategien gegen Dauermüdigkeit und Co.

Du hast gelernt, wie deine Ernährung und sanfte Nervensystemregulationsübungen dein hormonelles Gleichgewicht und damit auch dein Energielevel beeinflussen können. Und nachdem du das letzte Kapitel gelesen hast, hast du nun auch eine Schritt-für-Schritt-Anleitung und viele Impulse an der Hand, um dieses Wissen ohne viel Aufwand in deinen Alltag zu integrieren. Zum Abschluss möchte ich dir noch ein paar Antworten auf Fragen mitgeben, die du dir vermutlich im Laufe deines Weges zurück ins hormonelle Gleichgewicht stellen wirst. Es sind Fragen, die ich mir früher selbst gestellt habe und die ich auch immer wieder von meinen Kundinnen höre. Sieh meine Antworten auf diese Fragen als SOS-Strategien und als Einladung dazu an, in einzelne Abschnitte dieses Buches erneut einzutauchen.

1. Was kann ich tun, wenn ich gerade akut überfordert bin?

Schließe kurz deine Augen. Nimm die Kontaktpunkte deines Körpers zum Boden wahr. Lasse deine Aufmerksamkeit z. B. in deine Fußsohlen wandern. Atme einmal tief ein und aus und öffne dann wieder die Augen. Diese kurze Übung kann dir helfen, negative Gedankenkarusselle zu stoppen oder dich in einer überfordernden Situation zu erden. Im Anschluss (wenn die Situation vorbei ist), kannst du darüber nachdenken, was dich in die Überforderung geführt hat. War es die Situation selbst oder waren es die Gedanken, die du dir über die Situation gemacht hast? Schreibe dir deine Gedanken dazu auf und nutze die kommende Menstruationsphase, um tiefer in die Reflexion einzusteigen. Wenn du magst, nutze dafür auch die Glaubenssatz-Übung aus das Kapitel »Transformiere dein Mindset« ab S. 166.

2. Wie komme ich aus einem Erschöpfungstief am Nachmittag wieder heraus?

Der Nachmittagscrash kommt oft von Blutzuckerschwankungen. Achte darauf, dass du bei jeder Mahlzeit (auch bei Snacks) gesunde Fette und Proteine integrierst. Denn eine reine Kohlenhydrat-Mahlzeit (z. B. ein Teller Nudeln, ein Brötchen, aber auch ein Apfel) lassen deinen Blutzucker deutlich schneller ansteigen als die Art von blutzuckerstabilisierenden Mahlzeiten, die du im Kapitel »Das A und O – ein stabiler Blutzucker«, S. 56 f., und »Female Food« ab S. 72. ff., kennengelernt hast. Wenn du besonders müde nach dem Mittagessen bist, überprüfe deine typischen Mahlzeiten am Mittag daraufhin, ob sie genügend gesunde Fette und Proteine enthalten.

3. Was hilft schnell gegen das Gefühl von »Ich kann einfach nicht mehr«?

Alles, was deinen Parasympathikus aktiviert, hilft gegen das Gefühl, nicht mehr zu können. In den Kapiteln »Wie dein Nervensystem deine Hormone beeinflusst« ab S. 112 und »Female Destress« ab S. 129 hast du einige Übungen kennengelernt, die genau dies tun. Springe noch mal in diese Kapitel zurück und lasse dich von meinen Empfehlungen inspirieren. Wähle *eine* Übung aus, die dir sinnvoll und machbar erscheint, und wende sie probehalber an. Beobachte, wie es dir damit geht. Frage dich aber auch: Wieso komme ich immer wieder an meine Grenzen oder gehe über sie hinaus? Ist es ein falsches Verständnis von Leistungsfähigkeit (»Ich muss jeden Tag das Gleiche leisten« oder »Ohne Leistung bin ich nichts wert«)? Dann lies dir das Kapitel »Transformiere dein Mindset« ab S. 166 noch einmal durch. Oder fällt es dir schwer, Grenzen zu setzen und klar zu kommunizieren? Dann helfen dir meine Impulse aus den Kapiteln »Erkenne deine Angst vor Veränderung«, S. 154 ff., und »Nimm deine Liebsten mit auf deine Reise«, S. 179 f., sicherlich weiter.

4. Wie kann ich mit einem vollen Kalender trotzdem für mich sorgen?

Fakt ist: Wir alle haben keine Zeit. Zumindest in der Theorie. In der Praxis hat unser aller Tag 24 Stunden – genug Zeit, um dich nicht nur um andere, sondern auch um dich selbst zu kümmern. Die Frage ist nur: Ist dir das wichtig? Mein Tipp für mehr Selbstfürsorge trotz vollem Kalender: Mikro-Praktiken, die sich in jeden Alltag integrieren lassen (s. »Gehe in kleinen Schritten«, S. 162 ff.). Auch wenn du kleine Kinder, einen anspruchsvollen Job und den ganzen Tag superviel um die Ohren hast. Die einzige Voraussetzung: Du nimmst dich selbst wichtig genug, um dir zwischendurch immer mal wieder 1–2 Minuten Zeit zu gönnen. Wenn du anfangs vergisst, deine neuen Mikro-Praktiken umzusetzen, stelle dir einen Wecker oder bitte liebe Menschen aus deinem Umfeld, dich daran zu erinnern (vielleicht möchten sie sogar direkt mitmachen). Verknüpfe diese Mini-Pausen mit bestehenden Gewohnheiten: Mache zum Beispiel nach jedem Toilettengang drei tiefe Atemzüge oder spüre beim Zähneputzen bewusst den Kontakt deiner Füße zum Boden.

5. Was mache ich, wenn ich schon morgens total müde aufwache?

Der Hintergrund kann ein nächtlicher Blutzuckerabfall oder ein dysreguliertes Nervensystem sein. Das kannst du tun: Stelle ein Glas Wasser neben dein Bett und trinke es direkt nach dem Aufwachen, öffne die Vorhänge bzw. Jalousie für Tageslicht und mache zwei Minuten leichte Dehnübungen oder bewege dich an der frischen Luft. Überlege, ob du vor dem Schlafengehen einen kleinen proteinhaltigen Snack essen und Entspannungsübungen in deine Abendroutine einbauen möchtest (seitdem ich das tue, ist mein Schlaf deutlich besser und erholsamer geworden).

6. Warum bin ich so reizbar – und wie kann ich das ändern?

Reizbarkeit ist oft ein Zeichen für ein überlastetes Nervensystem. Reizbarkeit – als »milde« Form von Wut – entsteht, wenn jemand (du selbst oder andere Personen) permanent deine Grenzen überschreitet und du dich unfähig fühlst, das zu unterbinden. Tritt deine Reizbarkeit vor allem in der Lutealphase auf, lies dir noch mal in Ruhe meine Empfehlungen aus dem Kapitel »Female Destress in der Lutealphase« ab S. 139 und den Exkurs von Mirjam Wagner ab S. 58 durch.

7. Wie gehe ich mit Schuldgefühlen um, wenn ich mir Zeit für mich nehme?

Ich kann gut verstehen, dass du dich schlecht fühlst bei dem Gedanken, dir mehr Zeit für dich zu nehmen – gerade, wenn die Zeit (z.B. mit deinen Kindern, deiner Partnerin/deinem Partner oder mit Freundinnen) sowieso schon knapp ist. Der Grund für deine Schuldgefühle ist aber häufig nicht die Tatsache, dass keine Zeit für dich selbst bleibt, sondern ein limitierender Glaubenssatz wie »Selbstfürsorge ist egoistisch«. Nutze die Übung aus dem Kapitel »Transformiere dein Mindset« ab S. 166, um an deinen Glaubenssätzen zu arbeiten. Sobald du mehr unterstützende Glaubenssätze integriert hast, werden deine Schuldgefühle nachlassen und irgendwann vielleicht sogar ganz verschwinden.

8. Was bedeutet es, wenn ich ständig müde bin, obwohl ich genug schlafe?

Ständige Müdigkeit kann viele Ursachen haben – häufig deutet sie auf ein hormonelles Ungleichgewicht hin. Dieses Ungleichgewicht wird oft verursacht durch chronischen Stress, Blutzuckerschwankungen und ein dysreguliertes Nervensystem (zum Beispiel, weil dein Sympathikus ständig aktiviert ist). Dein Körper versucht, dir mit deiner Dauermüdigkeit zu signalisieren, dass etwas aus dem Gleichgewicht geraten ist. Das ist kein Zeichen von Schwäche, sondern ein sinnvolles Feedback, das du nutzen kannst, um Routinen und Gewohnheiten zu verändern. Kehre zurück zum Kapitel »Lies dich fit« ab S. 13, und vertiefe gern noch mal dein Wissen über die Zusammenhänge zwischen deinem Energielevel und deinen Hormonen.

9. Kann mein Hormonhaushalt wirklich so viel Einfluss auf meine Energie haben?

Absolut! Deine Hormone steuern so gut wie jeden Aspekt deines Energiehaushalts. Sie beeinflussen, wie effizient dein Körper Energie produziert, speichert und verbraucht. Ein dysreguliertes Nervensystem und eine hormonfeindliche Ernährung können dieses feine Gleichgewicht empfindlich stören.

10. Was esse ich, wenn ich total erschöpft bin und keine Kraft zum Kochen habe?

Keine Kraft zum Kochen zu haben, ist auf jeden Fall ein Warnzeichen, dass du ernst nehmen solltest. Prüfe genau: Fehlt dir die Kraft? Oder fehlt dir die Motivation (zum Beispiel, weil du denkst, dass Kochen lange dauert/anstrengend ist/du nicht gut kochen kannst)? Letzteres (fehlende Motivation) kann eine Folge von limitierenden Glaubenssätzen rund um das Thema Ernährung sein. In beiden Fällen gilt: Sei gnädig mit dir selbst und wähle einfache Optionen, die deinen Blutzucker stabilisieren (und sich nicht nach Kochen anfühlen): Ein hartgekochtes Ei mit Avocado auf Vollkornbrot, griechischer Joghurt oder Skyr mit Nüssen und Beeren, oder eine Handvoll gemischte Nüsse mit einem Stück Obst. Halte diese »Notfall-Optionen« immer vorrätig, damit dein Blutzucker nicht zu drastisch absinkt.

11. Wie kann ich besser schlafen, obwohl mein Kopf nachts rattert?

Nutze die »Blatt-im-Fluss-Technik« aus dem Kapitel »Female Destress«, S. 146: Stelle dir vor, wie alle aufkommenden Gedanken und Gefühle wie Blätter auf einem Fluss davontreiben. Du nimmst sie wahr, aber du musst sie weder zu Ende denken, noch an ihnen festhalten. Integriere darüber hinaus auch Entspannungsübungen in deine Abendroutine und begrenze deine Blaulicht-Exposition (lege dein Handy zur Seite und lies lieber ein Buch oder mache einen Abendspaziergang, anstatt deine Lieblingsserie auf Netflix zu suchten). Plane genug Übergangszeit zwischen deiner letzten aktiven Tätigkeit des Tages (egal, ob körperlich oder geistig) und dem Schlafengehen ein.

12. Wie beruhige ich mein Nervensystem?

Verlängere bewusst deine Ausatmung: Zähle beim Einatmen bis 4, beim Ausatmen bis 6 oder 8. Diese längere Ausatmung aktiviert sofort deinen Parasympathikus. Zusätzlich wirken Klänge beruhigend: Summen, Singen oder das Hören entspannender Musik kann dein Nervensystem innerhalb weniger Minuten regulieren. Lies dir hierzu noch mal den Exkurs von Denise Herzog (s. S. 125 ff.) durch.

13. Muss ich meinen Zyklus oder meinen Blutzucker tracken, um die Empfehlungen aus diesem Buch anwenden zu können?

Nein, das musst du nicht. Vor allem dann nicht, wenn du weißt oder ahnst, dass dieses Tracken dein Stresslevel erhöhen würde oder wenn du zu Perfektionismus neigst. Lies dir einfach die Informationen zu den vier Zyklusphasen aus dem Kapitel »Denk dich fit« ab S. 129 und zu den typischen Anzeichen für einen instabilen Blutzucker aus dem Kapitel »Anzeichen eines instabilen Blutzuckers« ab S. 61 noch mal durch. Das Ziel der Anti-Burnout-Formel ist nicht, dich abhängig von Apps und Trackern zu machen, sondern dein Körpergefühl zu schulen. Vertraue darauf, dass du deinen Körper und die Anzeichen dafür, wann du in welcher Zyklusphase bist und wann dein Blutzucker stabil ist, im Laufe der Zeit immer besser kennenlernst.

Jetzt bist du dran

Ich bin so stolz auf dich, dass du bis hierher gelesen hast! Denn ja, dieses Buch hat das Potenzial, dein Leben zu verändern – aber nicht dadurch, dass du es liest, sondern dadurch, dass du die Dinge, die in ihm stehen, umsetzt. Deswegen lege dieses Buch jetzt zur Seite – in dem Wissen, dass du immer wieder auf seinen Inhalt zurückkommen und dein Wissen jederzeit vertiefen kannst, wenn du es möchtest. Jetzt ist die Zeit gekommen, deine Hormone zurück ins Gleichgewicht zu bringen. Womit fängst du an? Was willst du als Allererstes ändern? Was hat dich spontan am meisten angesprochen? Lege damit los.

Anhang

Du willst mehr?

Du wünschst dir Unterstützung auf deinem Weg zu mehr Energie?

Mit dem Gutschein-Code BUCH2026 erhältst du 20 % Rabatt auf mein 8-Wochen-Online-Programm für mehr Energie. Alle Infos zur Energy Academy findest du hier: www.reginaahrens.de/academy

Du möchtest dich persönlich begleiten lassen? Dann wende dich an eine der von mir ausgebildeten und zertifizierten Female Food Coaches®. Eine Übersicht findest du auf meiner Website unter www.reginaahrens.de/expertinnen.

Du willst selber Female Food Coach® werden? Alle Infos zur Female-Food-Coach-Weiterbildung findest du hier: www.reginaahrens.de/female-food-coach-weiterbildung. Mit dem Code BUCH2026 sparst du 20% auf den regulären Preis.

Du bist Ernährungs- oder Gesundheitsexpertin und möchtest mit deiner Expertise sichtbar werden und dir ein Online-Business aufbauen, das dein Leben bereichert, anstatt dich ins Burnout zu katapultieren? Checke meine aktuellen Programme auf meiner Website: www.reginaahrens.de/programme

Über die Expertinnen in diesem Buch

Carina Bormann ist Osteopathin, Heilpraktikerin und Physiotherapeutin (B.Sc.) und arbeitet in eigener Praxis mit dem Schwerpunkt Frauen- und Darmgesundheit in Winsen (Luhe).
Website: www.osteopathie-bormann.de/
Instagram: www.instagram.com/osteopathie.bormann/

Dr. med. Sandra Bürklin ist Fachärztin für Neurologie und Ärztin für Traditionelle Chinesische Medizin mit eigener TCM-Praxis. Ihr tiefes Wissen über das über 3000 Jahre alte Medizinsystem gibt sie in Masterclasses und Online-Programmen bei Qi Now, ihrem eigenen TCM-Unternehmen, weiter – verständlich, alltagstauglich und für alle Interessierten zugänglich. Als Co-Host des Podcasts »Die TCM Docs« beleuchtet sie Krankheitsbilder aus westlicher und TCM-Sicht – fachlich fundiert, aber immer nah am Menschen. »Nebenher« ist sie mit Herz und Humor alleinerziehende Mama von drei Kindern.
Website: www.qi-now.de/
Instagram: www.instagram.com/doc.sandra.buerklin/
Podcast: Die TCM Docs

Dr. med. Lan Göttinger ist Ärztin, Health-Mentorin, Yogalehrerin und Autorin. Sie begleitet Frauen in hormonellen Übergangsphasen wie Kinderwunschzeit und Perimenopause auf dem Weg zu mehr Wohlbefinden, innerer Balance und einem liebevollen Umgang mit sich selbst. Wer sich mehr Leichtigkeit, Klarheit und innere Balance im Leben wünscht, findet Inspiration und praktische Impulse im Podcast »gerngesund« und auf ihrer Homepage und in den Sozialen Medien. Dort teilt sie Wissen, Geschichten und Übungen für ein Leben im Einklang mit Körper, Zyklus und Seele.
Website: www.langoettinger.com
Instagram: www.instagram.com/dr.lan.goettinger/
Podcast: gerngesund

Dr. med. Denise Herzog ist Chirurgin, Allgemeinmedizinerin und Mind-Body-Medizinerin. Neben der Arbeit in ihrer Praxis arbeitet sie als Soundhealing Mentorin und bildet andere Frauen darin aus, den Klang als Element zur Nervensystemregulation für ihre Kundinnen zu nutzen. Mit dem Sound Sister Circle hat Dr. med. Denise Herzog eine große Community klangpraktizierender Frauen gegründet.
Website: www.deniseherzog.de/
Instagram: www.instagram.com/dr.denise.herzog

Mandy Jochmann ist tiefenpsychologische Zykluscoachin, Autorin von *30 Minuten zyklusorientiertes Arbeiten* und Businessmentorin. In ihrer Arbeit begleitet sie Menschen dabei, ihren Zyklus als seelischen Spiegel und natürlichen Kompass für Selbstführung, Gesundheit und berufliche Klarheit zu nutzen. Sie bildet Zykluscoach:innen bei der Tacheles-Beratung aus und hostet den Podcast »Wild, Weiblich & Wundervoll«.
Website: www.mandyjochmann.com
Instagram: www.instagram.com/mandyjochmann
Podcast: Wild, Weiblich & Wundervoll

Dr. med. Mirjam Wagner ist Gynäkologin, Ernährungsmedizinerin und zertifizierte Resilienztrainerin in privatärztlicher Praxis mit Schwerpunkt PMS/PMDS in Hamburg und online. Darüber hinaus ist sie Autorin der Bücher *Mein PMS und Ich. Vor den Tagen endlich wohlfühlen* und *So geht Verhütung heute. Finde die Methode, die am besten zu dir passt*, erschienen 03/23 und 11/24 im Herbig Verlag.
Webseite: www.gynsprechstunde.de
Instagram: www.instagram.com/doktorin_vagina und www.instagram.com/lieblingsgynäkologinnen
Podcast: PMS Talks – Mit Mut, Wut und Liebe zum Bluten.
Blog: Doktorin Vagina klärt auf.

Danke

So viele Menschen waren an der Entstehung dieses Buches beteiligt – meist ohne, dass sie davon wussten. Jeder Person, die mir Mut zugesprochen hat, an mich geglaubt hat, mich mit Wissen, Kontakten oder auch einfach nur einem offenen Ohr unterstützt hat, möchte ich von ganzem Herzen Danke sagen. Aber auch denjenigen, die nicht (sofort) an mich und meine Idee geglaubt haben, möchte ich Danke sagen, denn an euch bin ich gewachsen.

Mein Wunsch ist, dass die Botschaft aus diesem Buch möglichst viele Frauen erreicht. Deshalb danke ich dir, liebe Leserin, wenn du dieses Buch verschenkst, nachdem du es gelesen hast. Indem du meine Empfehlungen nicht nur selbst umsetzt, sondern auch andere Menschen daran teilhaben lässt, unterstützt du mich und meine Mission.

Mein größter Dank gilt meiner Familie – ich finde keine Worte für das, was ihr für mich getan habt und was ihr mir bedeutet.

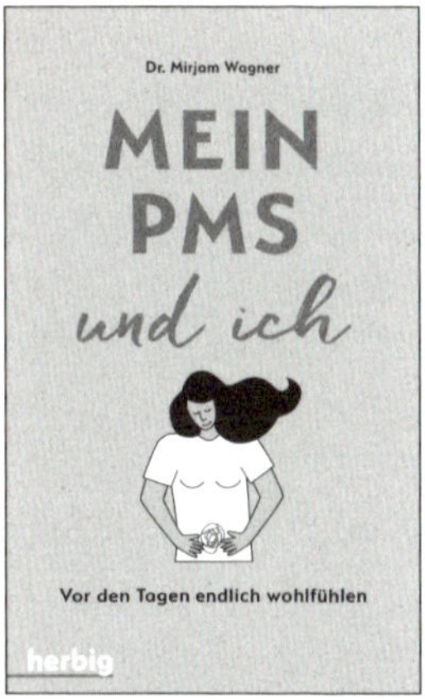

PMS-Beschwerden wirksam lindern

Das Prämenstruelle Syndrom (PMS) ist keine »Zickenkrankheit«. Die Gynäkologin Dr. Mirjam Wagner appelliert an Frauen, ihre Symptome endlich ernst zu nehmen, und zeigt, wie man die körperlichen und emotionalen Beschwerden in den Griff bekommt. Sie erklärt den weiblichen Zyklus und die Rolle der Hormone und stellt wirksame Therapien vor, darunter eine Vielzahl von alternativen Methoden, von Yoga und Naturheilmitteln bis zu Ernährung und Entspannung.

Dr. med. Mirjam Wagner
MEIN PMS UND ICH
208 Seiten · ISBN 978-3-96859-031-8

herbig

kosmos.de/herbig

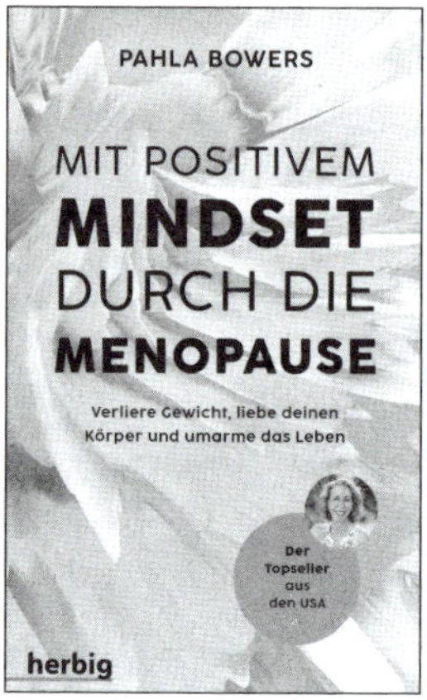

Das neue Programm für gesunde und fitte Wechseljahre

Pahla Bowers räumt mit gängigen, für viele Frauen unerreichbaren Fitness- und Ernährungszielen während der Wechseljahre auf und plädiert für Entschleunigung, ein positives Mindset und einen wertschätzenden Umgang mit dem eigenen, sich verändernden Körper. Unter Zuhilfenahme der Prinzipien, Mechanismen und Erkenntnisse der kognitiven Verhaltenstherapie und des Journalling beschreibt sie, wie sich schlechte Gedanken vermeiden und die guten Gedanken ins Zentrum des eigenen Denkens und Fühlens stellen lassen.

Pahla Bowers
MIT POSITIVEM MINDSET DURCH DIE WECHSELJAHRE
264 Seiten · ISBN 978-3-96859-079-08

herbig

kosmos.de/herbig

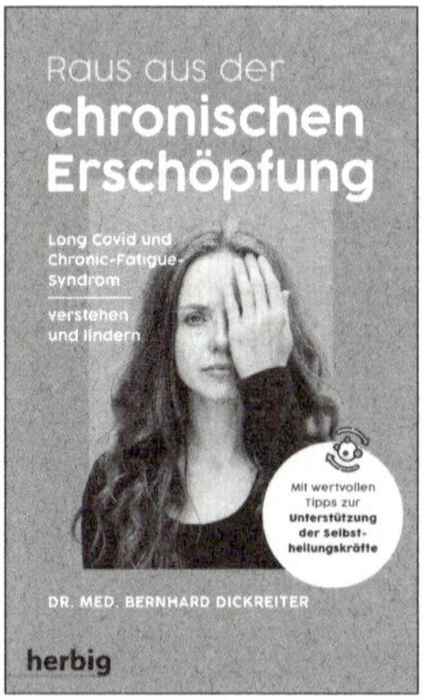

Long Covid und das Chronic Fatigue Syndrom verstehen und lindern

Das Long-Covid-Syndrom und das Chronic-Fatigue-Syndrom (ME/CFS) sind zwei Namen für ein und dieselbe Erkrankung. Dr. med. Bernhard Dickreiter zeigt die biologischen Veränderungen auf Zellebene auf: Was passiert bei dieser Erkrankung in den Zellen, in der Zellumgebung und in den Mitochondrien? Und warum führen diese biologischen Veränderungen in einen Zellenergie-Mangel, mit dem sich alle Symptome dieser Erkrankung erklären lassen?

Dr. med. Bernhard Dickreiter
RAUS AUS DER CHRONISCHEN ERSCHÖPFUNG
208 Seiten · ISBN 978-3-96859-062-2

herbig

kosmos.de/herbig